舰艇特殊情况下急性呼吸道传染病
流行病学调查及防治的研究（CHJ12J023）

呼吸道腺病毒感染防控手册

主　编　韩志海　李泳群
副主编　陈　韦　孟激光　卓安山　丛黎明
编　者　（以姓氏笔画为序）
王　凡　王晓静　刘　方　刘振千
孙慧男　李玉英　吴　晶　邹晓峰
张　燕　张春阳　陈旭昕　舒六一
赖莉芬
秘　书　陈　韦

科学出版社
北　京

内 容 简 介

本书从腺病毒感染的基础、临床、防控、政策等多个方面，以问答形式系统地阐述了腺病毒的传播途径、临床症状、重症患者的抢救、预后和防控措施，并介绍了国内疫情防控工作的最新进展和实际经验。

本书集知识性、实用性为一体，内容新颖、文字简练，可作为各级卫生系统和卫生防疫机构应对腺病毒感染疫情的参考用书。

图书在版编目（CIP）数据

呼吸道腺病毒感染防控手册/韩志海，李泳群主编．—北京：科学出版社，2017.5

ISBN 978-7-03-052612-0

Ⅰ.①健…　Ⅱ.①韩…　②李…　Ⅲ.①呼吸道传染病毒—腺病毒—防治—手册　Ⅳ.①R511—62　②R373.1—62

中国版本图书馆 CIP 数据核字（2017）第 086929 号

责任编辑：李　玫/责任校对：杨　然
责任印制：徐晓晨/封面设计：蔡丽丽

科学出版社出版
北京东黄城根北街 16 号
邮政编码：100717
http://www.sciencep.com

北京建宏印刷有限公司印刷

科学出版社发行　各地新华书店经销

*

2017 年 5 月第　一　版　开本：880×1230　1/32
2018 年 2 月第二次印刷　印张：5 1/4
字数：115 000

定价：28.00 元

（如有印装质量问题，我社负责调换）

序

腺病毒(adenovirus)自从1953年被Rown等首次发现以来,已经有60余年的历史。它是从手术切除的扁桃体组织分离培养而得到的一种DNA病毒,常引起人呼吸道、胃肠道和眼睛、膀胱等部位感染,并可造成全世界范围暴发流行,在大规模流行过程中病死率较高。各个年龄段人群均可被腺病毒感染,免疫功能低下的病人常可引起严重甚至致死性感染。全球多次报道由腺病毒引发的呼吸道疾病在新兵中暴发流行。自2011年12月以来,我国不同地区先后发生多起经呼吸道传播的暴发传染病疫情,疫情波及面广,传染性强,经实验室病原检测鉴定分别为B组55型、7型和14型腺病毒。

腺病毒导致的呼吸道感染临床缺乏特异性症状,可在人与人之间传染,腺病毒感染患者和隐性感染者是最主要的传染源,重症感染患者病情可急遽恶化,迅速出现呼吸衰竭、多器官功能衰竭,部分患者可能导致死亡。同时可累及肺外器官出现一系列合并症和后遗症,需要引起足够的重视。

本书从基础、临床、防控、法规等方面,以问答形式详细介绍了腺病毒感染的传播途径、临床症状、重症患者的抢救、预后和防控措施,强调了腺病毒呼吸道感染患者要做到早发现、早报告、早诊断、早防控、早治疗,这是避免腺病毒感染暴发流行的重要步骤。本书的目的是普及腺病毒感染防控和治疗的基本知识，提高群众对于发热性疾病的辨识能力，提高医务人员对于腺病毒呼吸道感染的危害性和严重程度的认识，一旦发现疑似病例，应严格检查隔离，及时采取控制措施，避免疫情传播。

韩志海教授和本书主要编写成员长期参与国内或军内腺病毒疫情的防控、处置工作，积累了丰富的临床经验。全书集知识性、实用性为一体，内容新颖，文字简练，可作为各级卫生和卫生防疫机构应对呼吸道腺病毒感染疫情的参考用书。

汪建新

解放军总医院呼吸科

2017 年 3 月

目　录

第一章

基础篇

一、什么是腺病毒?

腺病毒（adenovirus）是从手术切除的扁桃体组织分离培养得到的一种DNA病毒，1953年被Rown等首次发现，至今已经有60余年了。腺病毒常引起人呼吸道、胃肠道和眼睛、膀胱等部位感染，并可造成全世界范围暴发流行，在大规模流行过程中，其所致的病死率较高。各个年龄段人群均能被腺病毒感染，在免疫功能低下的患者常可引起严重甚至致死性感染。因此重视和加强对腺病毒感染的防治具有十分重要的意义。

二、腺病毒的分型有哪些?

根据宿主范围不同腺病毒分为哺乳动物腺病毒属和禽类腺病毒属、胸腺病毒属、唾液酸酶腺病毒属。人腺病毒（human adenoviruses，HAdV）属于腺病毒科的哺乳动物腺病毒属，其57个型可分为A~G 7个种，其中与呼吸道感染有关的是B、C和E种，与胃肠道感染有关的是A、F和G种，与眼部、肾脏及尿道感染有关的是D和E种。目前文献报道和Gene Bank数据库资料显示HAdV已有67个型别，这些新型腺病毒大部分是由同亚属的某两个或几个血清型同源重组而成。

三、腺病毒新型血清型都有哪些？有何意义？

（一）新型血清型

2003 年美国洛杉矶暴发一起胃肠炎，最初拍摄电子显微的照片和腺病毒单克隆抗体检测结果确定腺病毒是引起此次胃肠炎的病原体。通过 DNA 酶-非序列依赖性单引物扩增 PCR（DNase-sequence-independent viral nucleic acid amplification method，DNase SISPA）得到部分的 DNA 序列与 HAdV41 和猴腺病毒（SAdV-1）均具有较高同源性。经中和试验证实该腺病毒不是 SAdV-1。尽管与 HAdV41 结构类似，都有 2 个纤维蛋白突起，但基于全基因组序列的进化分析却显示该腺病毒不同于任何一种已知的 HAdVs，可能是一种新的能够引起胃肠炎的病原体。国际病毒分类委员会（ICTV）于 2007 年接受并正式命名该病原体为 HAdV-52（图 1-1），并且成为一个新的亚属 HAdV-G。HAdV-52 是第一个根据全基因组测序而确定的腺病毒型别（亚属），它的发现标志着生物信息革命的开始。

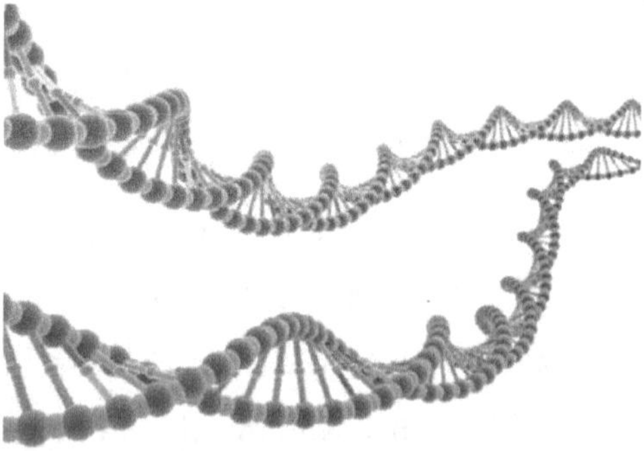

图 1-1　HAdV-52

（二）意义

继 2007 年 HAdV-52 被正式命名后，凭借不断发展的 DAN 测序技术和生物信息分析方法，HAdV 的新型别 HAdV-53 至 HAdV-67 陆续被发现。这些新型腺病毒与已经公认的 HAdVs 在病毒结构基因组结构上相似，但又不完全相同。根据基因组大小、GC 含量等一些基本特征，这些 HAdVs 被暂时划分到相应的亚属。

1. *HAdV 新型别与疾病的关系*　腺病毒具有组织嗜性，不同的血清型与不同的疾病谱相关，如急性呼吸道感染（HAdV-B、-E：HAdV-3，HAdV-4，HAdV-7，HAdV-14 和 HAdV-21）；肺炎(HAdV-B、-C：HAdV-1～4 和 HAdV-7)；急性发热咽炎（HAdV-B、-C：HAdV-1 ～ 3，HAdV-5 和 HAdV-7）；角膜、结膜炎(HAdV-B、-D：HAdV-8，HAdV-11，HAdV-19 和 HAdV-37)；胃肠炎（HAdV-F：HAdV-40 和 HAdV-41）；脑膜脑炎（HAdV-A、-B、-D：HAdV-7，HAdV-12 和 HAdV-32）；急性出血性膀胱炎(HAdV-B：HAdV-11，HAdV-7 和 HAdV-21）；肝炎（HAdV-C：HAdV-1，HAdV-2 和 HAdV-5）。新发现的 HAdV-D53、54、56、64 都是引起流行性角结膜炎（epidemic keratoconjunctivitis，EKC）的病原体，其中 HAdV-53 是所有新型别中第一个被确认的，由它所引起的 EKC 已在多个国家流行，成为一种新的眼部感染病原体。HAdV-D65、67 的发现是由急性肠炎儿童的粪便中分离所得，曾有 4 名儿童因感染 HAdV-D65 死亡，该型别的出现使得腺病毒因严重危害公共健康而再次被关注。某些重组 HAdV 的致病性与传统血清有差异，比如 HAdV-19，37，22 重组形成 HAdV-64 导致 EKC 的发生，其中的 HAdV-19 为原型株。而 HAdV-19 原型株本身并不致病；HAdV-11 最初报道与呼吸道感染并不相关，而 HAdV-55 则在急性呼吸道感染病例中分离。HAdV 常常以隐性感染的方式存在，新型腺病毒中也存在类似现象：HAdV-57 就是从一名健康儿童的粪便分离所得。还有一些新型别，如 HAdV-D58、59、60、62 等，来自于获得性免疫缺陷综合征（acquired immune deficiency syndrome，AIDS）患者，免疫抑制相关的艾滋病病毒（human immunodeficiency virus，HIV）感染为 HAdV 感染提供了适宜的环境，这与免疫功能低下易感染 HAdV 的情形类似。Yuki Mstsushima 在研究 HAdV-D65 时提出不论是 HAdV-D65 致死儿童还是 AIDS 患者，易感 HAdV 是由于免疫力低下导致胃肠道消化能力下降，消化酶分泌减少，而消化酶能够水解五邻体蛋白精氨酸-甘氨酸-天冬氨酸（RGD）结构，从而抑制 HAdV 增殖。

2. HAdV 新型别的形成　重组是病毒在自然选择过程中继续生存所必需的，也是病毒进化的一种方式。20 世纪 70 年代在腺病毒的温度敏感性和致瘤性研究中报道过腺病毒重组现象。Meinschad 等研究发现腺病毒体外共感染 36～54 h 后，重组的发生概率大大增加，重组频率 0.1%～25%不等，并且与病毒复制的周期一致。迄今为止 HAdV-A，B，C，D 亚属中均有重组发生，且重组仅出现在同一亚属的不同型别之间，发生重组的区域高度同源。文献记载的 HAdV 新型别都以重组的方式形成。

3. HAdV-B 的新型别　HAdV-55 是从我国陕西省岐山县暴发的一起腺病毒疫情中分离得到。临床样本经过病毒分离、中和试验和 hexon 基因高度可变区序列测定等方法确定为 HAdV-11。HAdV-11 具有嗜肾细胞性，极少与呼吸道疾病相关，该现象促使研究者进一步进行全基因组测序分析。结果发现，HAdV-55 全长 34 755 bp 的序列中 97.4%为 HAdV-14，仅有 2.6%序列为 HAdV-11。长度为 2841bp 的 hexon 基因，其中 907 bp 为 HAdV-11，也就是说 HAdV-11 和 HAdV-14 在 hexon 基因发生重组，形成了新的 HAdV-55。HAdV-55 与 HAdV-14、HAdV-11 的同源性分别为 98.86% 和 97.64%。

4. **HAdV-C 的新型别**　Lukashev 等分离得到一株名为“16700”的腺病毒，传统的中和试验结果不能确定其型别，通过测序及基因进化分析发现该腺病毒纤维蛋白的氨基酸序列与 HAdV-6 一致，而六邻体蛋白与任何一株 HAdV-C 亚属的腺病毒都不相同。最终通过 Bootscan 分析确定“16700”的 3′末端（18 838～33 452）有多个重组发生，导致该腺病毒在基因进化树中形成独立分支，并且不能确定确切的重组位点。根据它的基因组特征，最终被称为 HAdV-57 划分至 HAdV-C 亚属。

5. **HAdV-D 的新型别**　HAdV-D 亚属中新型别较多，包括 HAdV-D53、54、56、58～67。这些 HAdV 除了在常见的 hexon 基因、fiber 基因发生重组外，penton 基因重组也很常见。

6. **HAdV 新型别的鉴定**　传统 HAdV 分型鉴定方法包括病毒分离技术、免疫学方法和分子生物学技术。病毒分离技术通常被认为是腺病毒感染诊断的金标准，通过将临床标本接种腺病毒敏感细胞（A549，Hep-2 等细胞），培养后观察细胞病变效应（CPE）而分离腺病毒。该方法虽然可以使病毒大量增殖，但由于所花费的时间较长(通常需要21 d),且病毒分离成功与否与临床标本的质量和标本来源密切相关，分离结果也需要有经验的实验人员判定。该方法具有一定局限性。酶联免疫吸附试验（ELISA）方法检测人血清或血浆中抗腺病毒的 IgG/IgA 抗体，操作简便，需要的实验设备简单，在临床及基层疾控部门应用较广，但以上两种方法都不能区分血清型别。对腺病毒进行血清分型常用中和试验和血凝抑制试验，其原理：中和试验通过直接检测腺病毒六邻体蛋白的抗原决定簇，血凝抑制试验则根据五邻体蛋白的抗原决定簇的检测结果而判定血清型。聚合酶反应限制性片段长度多态性（polymerase chain reactiorr-restriction fragment length polymer-phism，PCR-RFLP）是 20 世纪 80 年代早期建立的替代免疫学分型的分子分型技术，病毒培养后通过评估整个基因组内的基因变异特征而对某些血清型进行分型，该方法的缺陷在于如果酶切位点出现突变就可能导致分型失败，因此，随着通过扩增 hexon 基因高度可变区而分型方法的出现，PCR-RFLP 逐渐被取代，PCR 方法不仅可以快速地对腺病毒进行鉴定，还能鉴定血清型别，加之分子生物学技术的飞速发展降低了实验成本，越来越多的研究人员选择该方法进行腺病毒的分型鉴定。

7. **传统方法鉴定 HAdV 新型别的局限性**　应用中和试验和血凝抑制试验对新型腺病毒进行鉴定时会出现不一致的结果，因为 hexon 和 fiber 基因是新型腺病毒重组发生的多发区域；其次由于重组的发生，中和试验会导致错误的型别判定，如 HAdV-55。另外，不论是 hexon 基因所形成抗原决定簇还是针对 hexon 基因高度可变区扩增，它们所占腺病毒基因组全长的比例很小（＜10%），不足以代表整个基因组所包含的信息。

8. **HAdV 新型别的确定**　Robinson 认为对于当代腺病毒研究者来说，DNA 测序及生物信息学分析技术是识别新的腺病毒的主要方法。Seto 等学者也建议将全基因组测序和基因进化分析作为判定新型腺病毒的方法。尽管如此，传统方法也必须同时运用，毕竟新型别的发现具有极大的偶然性，现有血清型别在全世界范围内流行的广泛性、严重程度不容忽视，而传统方法在鉴定既有血清型别上具有优势。当用已知抗血清都不能将一株新分离的腺病毒中和时，应考虑进行进一步的全基因组测序分析；或当进行 hexon 高度可变区序列分析时，该序列与所有已知型别序列在遗传距离上相差甚远，那么考虑可能有新型别出现而进行进一步研究。

四、腺病毒的分子结构是什么？

腺病毒呈无囊膜的球形结构，其病毒粒子在感染的细胞核内常呈晶格状排列，每个病毒颗粒包含一个 36 kb 的线性双链 DNA，两端各有一个 100～600 bp 的反向末端重复序列（inverted terminal repeat，ITR），ITR 的内侧为病毒包装信号，是病毒包装所需要的顺式作用元件。基因组包含早期表达的与腺病毒复制相关的 E1～E4 基因和晚期表达的与腺病毒颗粒组装相关的 L1～L5 基因。线状双股 DNA 与核心蛋白形成直径为 60～65 nm 的髓芯，被包裹于衣壳内。衣壳呈二十面体对称，由 252 个直径 8～10 nm 的壳粒组成，壳粒排列在三角形的面上，每边 6 个，其中 240 个为六邻体（非顶点壳粒），另 12 个为五邻体基底（顶点壳粒）。每个六邻体是六邻体蛋白的同源三聚体，三聚体的六邻体分子有一个三角形的塔尖和五面体的基底，塔区由 4 个环构成即 loop1、loop2、loop3、loop4，基底包含两个区域 P1、P2 区。六邻体上的表位（epitope）是诊断不同血清型的标准，它包括哺乳动物腺病毒属的抗原成分，是病毒体对免疫选择压力最敏感的部位。每个五邻体基底上结合着 1 根（哺乳动物腺病毒）或 2 根（禽腺病毒）长 9～77.5 nm 的纤维突起，这些纤维以五邻体蛋白为基底由衣壳面伸出，纤维顶端形成头节区，纤突有血清特异性，且含有负责体外血细胞凝集的种属特异性抗原决定位点（图 1-2）。

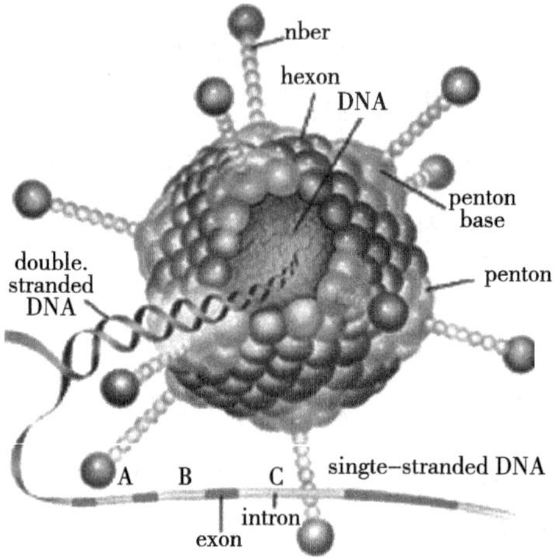

图 1-2　腺病毒分子结构

腺病毒含 13%DNA 和 87%的蛋白质，病毒体分子量约为 175×10^6。病毒基因组为线状双链 DNA，含 35～36 kb，腺病毒 12、18 和 31 型的 DNA 组成中，G+C mol%最低（48%～49%），属于对动物具有高致癌性基因型。腺病毒 1、2、4、5、8 等型的 G+C mol%较高（61%），致癌性反而低或无。这是一种用于人腺病毒分离株的分组的标准，根据其基因同源性将人腺病毒分为 A～F 6 组。

腺病毒的基因组以线性的双链 DNA 形式存在，由蛋白Ⅶ和一种称为 mu 的小蛋白紧密地环绕在其周围，起到类组蛋白样的作用。另一种蛋白Ⅴ将这种 DNA-蛋白复合物连接起来，并通过蛋白Ⅵ与病毒衣壳连接在一起。在两条链的 5′端各以共价键结合着一个被称为 DNA 末端蛋白（pTP）复合物（DNA-TPC）的特化的结构，与腺病毒复制密切相关。腺病毒基因组的两端各有一段 100 bp 的反向末端重复序列（ITR），是复制的起始位点。在左端 ITR 的 3′侧有一段长约 300 bp 的包装信号（ψ）介导腺病毒基因组包装入病毒衣壳。对腺病毒而言，只有包括两端的 ITR 和包装信号（ψ）的约 0.5 kb 的序列是顺式作用元件，也就是说必须由腺病毒载体自身携带，而其他的 30 余种蛋白都可以通过辅助病毒（或细胞）反式补足。

病毒蛋白约 11 种（TP 和 PⅠ～PⅩ），其中有 4 种蛋白（病毒多肽 PⅤ、PⅦ，末端蛋白 TP、酶蛋白 PⅩ）与病毒基因构成病毒核心，多肽 PⅦ是主要的核心蛋白，如同组蛋白一样包裹病毒基因 DNA。构成病毒衣壳的蛋白质约 7 种。多肽 PⅡ是病毒衣壳中最丰富和最主要成分，六邻体是由 3 个 PⅡ分子紧密相连组成。多肽 PⅥ、PⅧ在六邻体与病毒核心之间形成连接桥，并与多肽 PⅨ一起稳定着六邻体分子的晶格排列。5 个分子多肽 PⅢ相连构成五邻体的基座蛋白，PⅢa 为五邻体的周围蛋白，也参与衣壳的组成，五邻体通过 PⅤ与病毒核心相连。多肽 PⅣ主要构成病毒三聚体纤突，纤突与病毒血凝活性相关，因血凝素（纤突）具有型特异性，常用血凝抑制试验（HI）对临床分离株进行分型。

五、腺病毒的抵抗力和毒力如何？

腺病毒是无包膜病毒，在弱酸性环境下可稳定存在，对物理和化学试剂如温度及酸碱度的耐受范围较宽，在感染的细胞匀浆中非常稳定，可在 4℃环境下几周内或-25℃几个月内保持其感染性，相对不耐热，紫外线照射 30 min 可灭活其感染性。在 pH 6.0～9.5 的室温条件下可保持其最高感染力。

六、腺病毒的主要危害有哪些？

腺病毒感染可以导致人体呼吸系统感染，包括上（下）呼吸道感染如急性发热性咽喉炎、急性支气管炎和肺炎等，消化系统感染如病毒性胃肠炎，泌尿系统感染如急性出血性膀胱炎等多系统感染，但以呼吸系统感染较为常见。腺病毒还可通过眼分泌物污染水源导致人群急性结膜炎流行或暴发，某些腺病毒甚至可以导致动物肿瘤发生，但未证实腺病毒可以导致人类肿瘤。

七、腺病毒的致病过程是什么?

腺病毒进入细胞涉及以下几个阶段。

1. 细胞表面的初级受体柯萨奇-腺病毒受体与纤维突起黏附在细胞表面。

2. 五邻体基底和次级受体 αν 整合素相互作用，导致了网格蛋白介导的病毒胞内化。

3. 病毒在胞内体的酸性环境中开始移位和释放包括蛋白Ⅵ的顶体蛋白，蛋白Ⅵ能够破坏胞内体膜，允许部分分解的病毒颗粒从胞内体中逃逸。

4. 去包装的病毒通过动力蛋白沿着微管被运送到复杂的核心孔。

5. 病毒 DNA 通过复杂的核心孔被输送入核心。腺病毒主要的黏附受体如下：柯萨奇-腺病毒受体，腺病毒除 B 和 D 种外，其他种的受体都是柯萨奇-腺病毒受体（Coxsackie-adenovirus receptor，CAR)。

研究已经证实 CAR 和腺病毒的纤维突起结合并在上皮细胞之间的紧密结构和附着点发挥作用。和腺病毒纤维突起相互结合的柯萨奇-腺病毒受体的细胞外相同结构域也参与了同种柯萨奇-腺病毒受体之间在邻近细胞的联系，提高了其亲和性，触发了细胞外信号通路，导致了在人类呼吸道上皮细胞的细胞因子的表达和炎症反应。在上皮细胞过度表达的 CAR 的研究已经表明 CAR 可以直接或间接激活

ERK（extracellular receptor kinases）P42、P44 活性和能增加整合素 β1、β3 的表达。CD_{46}，所有腺病毒 B 种、少数 D 种（HAdV-D26、49）可与胞膜表面免疫调节分子 CD_{46} 相结合。CD_{46} 分子是补体系统的一种调节蛋白，对于 I 因子介导的 C3b 和 C4b 裂解有辅助作用，可以保护细胞免受补体攻击。研究提示 CD_{46} 的胞外部分有 4 个结构域 SCR1-SCR4，其中 SCR1 和 SCR2 参与结合 B 亚种腺病毒的纤维突起，SCR2- SCR4 参与结合 C3b 和 C4b。SCR2 是腺病毒与补体结合 CD_{46} 的重叠部分，腺病毒结合 CD_{46} 后可能影响 SCR2 的表达或构象，当 SCR2 上调或易与补体结合就会加强 CD_{46} 对补体的裂解而降低其攻膜作用，从而维持腺病毒的有效繁殖。唾液酸受体中唾液酸是细胞膜和可溶性蛋白的重要组成成分。

D 种腺病毒的一些血清型（HAdV-D37、8、19）以唾液酸为受体。Nilsson 等发现携带唾液酸残基的糖蛋白或糖脂（GD1aglycan）是 HAdV-D37 引起流行性角结膜炎的一种细胞受体。促进腺病毒穿入细胞的整合素包括：αvβ3、αvβ5、αvβ1、α3β1 和 α5β1，其中最具特色的是 αvβ3、αvβ5。除 HAdV-F40、41 以外，其他腺病毒血清型的五邻体基座上都有整合素的识别位点——RGD 肽（由精氨酰、甘氨酰、天冬氨酸构成）。整合素与在五邻体基座最上面部分里的包含有 RGD 肽的外环相互作用有助于腺病毒进入宿主细胞。硫酸乙酰肝素糖蛋白（heparan sulfate proteoglycans，HSPG）包括跨膜的多配体聚糖和磷脂酰肌醇聚糖。HSPG 和 HAdV-C 的纤维突起茎部黏附是通过 KKTK 基序的激活，腺病毒纤维突起基本的氨基酸序列可以被 HSPG 识别；纤维突起基底部 KKTK 氨基酸序列的突变可以明显改变 HAdV-C5 的体内细胞亲嗜性，可能来源于与 HSPG 相互作用的改变。桥粒核心糖蛋白 2（DSG-2）被认为是与 HAdV-B3、7、

11、14 结合的黏附受体。纤维突起和 DSG-2 的连接是不牢固的，其亲和机制和 HAdV- B3 与 CD_{46}一样。通过 P42、P44-ERK 或磷脂酰肌醇-3 激酶磷酸化，这些证据表明腺病毒和 DSG-2 的连接和上皮细胞与细胞间质转移类似。病毒诱导的上皮细胞间的转移开放了细胞内的结合部位，上皮细胞间的上下部位导致了朝向内腔的受体底外侧的暴露，因此使得上皮和纤维突起更加靠近，增加了感染机会。Annasara Lenman 等研究发现 CF 和Ⅸ能有效增强 HAdV-A18、31 和与来自于气道、肠道上皮细胞的黏附和感染。表面等离激元分析显示某些腺病毒型（HAdV-C2、HAdV-E4、HAdV-B16、HAdV-B50）和 CFX 有很高的亲和力，而其他一些 HAdV-B3、35 有较弱的亲和力，甚至 HAdV-D26、48 根本无相互作用。

目前，研究已经证实所有腺病毒 B 种的血清型都能与 CD_{80} 和 CD_{86}发生相互作用。CD_{80}（B7-1）和 CD_{86}（B7-2）是协同刺激分子，提供了额外信号刺激给 T 细胞和抗原提呈细胞（巨噬细胞、B 细胞和树突状细胞），但是直至目前为止这些细胞不是腺病毒 B 种的靶细胞。

八、腺病毒的致病机制是什么?

目前，对腺病毒感染宿主细胞后引起疾病的致病机制尚不十分清楚。可能有以下免疫反应的参与：

1. *天然免疫*　炎症介质和 IFN 之间的复杂相互作用有助于清除腺病毒感染；腺病毒通过 toll 样受体和非 toll 样受体依赖通路直接激活巨噬细胞和树突状细胞，导致了 IL-1β 的成熟和Ⅰ型 IFN 的表达，紧跟其后是白细胞浸润等导致组织破坏、坏死以及干扰素阻止了腺病毒在其感染的细胞里的转录；在巨噬细胞里激活的炎症介质

NALP3 也和吞噬体、吞噬溶酶体的成熟有关；NK 细胞激活需要直接依靠其细胞上的Ⅰ型 IFN 信号去介导先天性免疫清除腺病毒感染；腺病毒也可间接激活补体；中和抗体通过吞噬溶酶体参与和扩大了先天性免疫应答效应。

2. *适应性免疫*　巨噬细胞捕获病毒粒子并运送到淋巴结，淋巴结中的 B 细胞产生对腺病毒衣壳蛋白的中和抗体，记忆性 CD_8^+ T 细胞识别了表达抗原的组织细胞，因此有助于诱导适应性免疫；CD_4^+、CD_8^+ T 细胞介导了腺病毒感染的免疫应答，其中主要是 CD_4^+ T 细胞，而 CD_4^+ T 细胞对腺病毒免疫反应集中在六邻体蛋白的保守残基上；细胞毒性 T 细胞通过依靠穿孔素机制溶解感染腺病毒的靶细胞；巨噬细胞和 DC 细胞作为抗原提呈细胞诱导了适应性免疫。

3. *免疫逃逸*　腺病毒通过感染树突状细胞（dendritic cells，DC）产生早期和晚期抗原来改变细胞表面标志，腺病毒还可通过感染单核细胞来抑制其分化为 DC，从而逃避 T 细胞的识别。细胞蛋白 PML 和 Daxx 通过中和腺病毒 E4 调节了先天性抗病毒防御。

九、怎样对腺病毒进行分离与鉴定?

1. *分离培养*　标本应尽早从感染部位采集。采集患者咽喉、眼分泌物、粪便和尿液等，加抗生素处理过夜，离心取上清接种敏感细胞（293、Hep-2 或 HeLa 细胞等），37℃孵育后可观察到典型 CPE，即细胞变圆、团聚、有拉丝现象，最突出的表现是许多病变细胞聚在一起呈葡萄串状。

2. *病毒鉴定*　用荧光标记的抗六邻体抗体与分离培养细胞作用来鉴定腺病毒，也可用血凝抑制（hemoagglutination inhibition，HI）试验或中和试验（neutralization test，NT）检测属和组特异性抗原并鉴定病毒的血清型。

腺病毒可用 Shell vial 技术进行快速鉴定。病毒标本经抗生素和离心处理，取上清接种于有细胞的 Shell vial 培养瓶，孵育 1～2 d，用特异性六邻体单克隆抗体对其抗原表位进行检测。也可用患者鼻黏膜上皮脱落细胞直接染色检测病毒抗原。

用 DNA 杂交或内切酶等鉴定分离培养的病毒 DNA；PCR 可用于腺病毒感染的诊断，引物设计主要根据腺病毒六邻体、VAⅠ和VAⅡ编码区序列，能检测所有血清型，而且其敏感性很高，能检测某些患者潜在的腺病毒。用腺病毒 41 型 BgⅢ-D 片段做探针诊断腺病毒腹泻，其检出率可达 80%。

十、腺病毒的传染源是什么?

腺病毒感染患者、隐性感染者（可以长期存在于扁桃体、腺体和肠道数个月甚至数年）是腺病毒的主要传染源，一般潜伏期末即有传染性，发病初期传染性最强，传染期隐性感染者虽无临床症状，但仍能短期排毒，加之活动不受限制，其传染作用较大。学校和军营等人群集聚的地方是腺病毒感染高发的地方，故学生和士兵是腺病毒感染的高危人群。在个别情况下，动物也可能是腺病毒的传染源，主要为猪、鸡和野生的水栖鸟类，猪可能是腺病毒最佳储存宿主；动物感染后多无症状，但唾液、尿、粪中可长期带有病原体，在传播条件成熟的情况下可引起动物与人之间感染。

十一、腺病毒的传播途径是什么?

主要通过空气飞沫传播，多数型别的腺病毒可通过消化道途径传播。密切接触也是很重要的传播方式，包括与患者共同生活或探视患者。直接接触患者或感染者的排泄物、分泌物及其他被污染的物品，病毒由手经口、鼻、眼黏膜侵入机体实现传播。在医院治疗、护理、抢救危重患者，以及进行气管插管、吸痰、咽拭子取标本等操作都是医护人员感染的重要途径。医院病房通风不良，医护人员或探视者个人防护不当等，可增加感染传播的危险性。电梯等相对密闭、通风不畅的环境都是可能发生传播的场所。

十二、腺病毒的易感人群有哪些？

人群对腺病毒普遍易感，婴幼儿、免疫缺陷病例、呼吸道疾病病例、心血管疾病病例及新入伍士兵为高危人群。如 2004 年广州某幼儿园暴发腺病毒感染疫情，罹患率高达 73%；2013 年 1 月武汉某新兵训练营 1400 人中有 440 人突发呼吸道传染病，病原学检查证实为腺病毒 7 型。

十三、腺病毒的感染人群年龄分布如何？

腺病毒感染可以在任何年龄组和人种发病，但在各年龄组之间以 6～15 岁组为最高，一般流行时年龄越大发病率越低。因此，在幼儿园、学校及新兵营中易暴发流行。胡凤华等报道在 2009～2011 年某院收治了 47 例感染腺病毒肺炎的病例，年龄最小的 2 个月，最大的 6 岁。

十四、腺病毒感染的地区分布有何特征？

人腺病毒感染在全球范围内均可发生、普遍流行。国内近 10 年腺病毒流行报告的有：2004 年江苏省东台 10 个乡镇发生疫情，报告病例 871 例；2005 年内蒙古呼和浩特腺病毒暴发流行，报告病例

468 例；2006 年陕西省某中学发生腺病毒感染暴发流行，报告病例 255 例，1 例死亡；2008 年北京昌平某中学发生腺病毒感染疫情，报告病例 13 例；2009 年 5 月河南某部队发生腺病毒感染暴发疫情，报告病例 79 例；2013 年驻湖北某部队暴发 7 型腺病毒感染疫情，报告病例 306 例；2014 年驻京某部队医院暴发院内腺病毒感染等疫情，报告病例 53 例。2002～2006 年美国 8 个军事训练基地曾连续暴发腺病毒感染。

十五、腺病毒感染有季节性吗？

在温带和寒温带地区，腺病毒感染发病的高峰季节通常在冬春季，而在热带和亚热带地区，则更多是在夏季流行。夏秋季也可发生，但多为散发，一般不引起暴发或流行。

十六、腺病毒感染在哪些人群中风险比较大？

腺病毒感染有报道在冬季新兵训练中暴发，具有一定流行风险：冬季是呼吸道传染病高发季节；新兵来自全国不同地区，集中居住人群密集；训练强度大，生活起居和作息时间等生活规律与入伍前有巨大变化；天气寒冷，气候骤变时，战士正在开展训练考核，训练基地地处边远，基层卫生防疫力量薄弱。

十七、腺病毒的治疗情况如何？

至今只有更昔洛韦、病毒唑、西多福韦等药物用于治疗腺病毒感染，其中西多福韦、病毒唑作为一线抗腺病毒药物；西多福韦是新型的胞嘧啶核苷膦酰基甲醚衍生物，在体外能抑制几种 DNA 病毒的复制，在感染的细胞内通过形成二磷酸核苷类似物，与正常的核苷竞争性整合入病毒 DNA，最终导致核酸链的延伸终止。尽管其有肾毒性、骨髓抑制、严重中枢神经系统等副作用，但在诊断腺病毒感染后早期使用西多福韦治疗有效率很高。病毒唑也是一种嘌呤核苷酸类似物，体外研究显示对腺病毒感染有活性，其作用机制可能是直接抑制病毒多聚酶及免疫调节或耗竭三磷酸鸟苷或抑制 RNA 的活动或增加新合成 DNA 的基因突变以达到直接或间接抑制腺病毒感染，其副作用主要是引起温和可逆的贫血。研究发现中药及其活性成分（如白藜芦醇、苦碟子、抗病毒滴丸等）也具有抗腺病毒活性。其作用机制主要包括：细胞外直接杀灭病毒；影响病毒吸附、穿入细胞；进入细胞内抑制病毒的复制。传统中药的多靶点作用机制、不良反应少、耐药性低等优点表现出良好的应用前景，筛选高效低毒的抗病毒中药是今后抗病毒研究热点之一。

十八、腺病毒感染后机体免疫力如何?

与绝大多数呼吸道感染的病原相比，机体对腺病毒的再感染能产生有效的免疫。起保护作用的是体内产生的循环中和抗体。健康成年人一般也具有多型的抗体。40％～60％的 6～15 岁的人具有 1、2 和 5 型中和抗体，但 3、4 和 7 型抗体很少。母亲的抗体能保护婴儿免除严重的腺病毒呼吸道感染。

十九、对于腺病毒的监测情况怎样?

目前除了美国、欧洲、日本及南美等少数国家外，世界大多数国家（包括我国）尚未建立腺病毒感染常规监测体系，大多数腺病毒相关的呼吸道感染包括肺炎及腹泻病例没有进行实验室诊断，因此，全部的腺病毒感染状况及人群免疫水平并不清楚。美国开展的腺病毒常规监测主要依托于美国呼吸道和消化道病毒监测系统（The national respiratory and enteric virus surveillance，NREVSS）进行，开展呼吸道合胞病毒、人副流感病毒、呼吸道和肠道腺病毒及轮状病毒的时间及空间分布监测。NREVSS的数据来自于合作的大学和社区医院的实验室，入选的州和县的公共卫生实验室及商业实验室。参与的实验室每周报告一次病毒抗原检测结果、细胞分离培养结果和PCR检测结果。NREVSS是一个以实验室为基础的监测系统，美国50个州和哥伦比亚特区共536家实验室加入该系统，各家实验室自愿向NREVSS报告数据，供做统计分析，并每周在网站发布报告。此外，美国国防部在1996年启动了急性呼吸道疾病（acute respiratory disease，ARD）监测项目，该监测系统是以人群为基础的主动监测，到1998年形成标准化的监测网络覆盖。美国疾病预防控制中心通过腺病毒监测系统在2006～2007年及时发现了Adv14型变异株的流行。日本自1981年开始对咽结膜热、急性出血性结膜炎和由腺病毒及肠道毒引起的流行性角结膜炎3种传染性眼部疾病开展监测，监测显示Adv3型是常见的分离株，可以引起上呼吸道感染、肠胃炎、结膜和咽结膜热。2006年欧盟开展了为期20周的Virobath项目，对游泳池及海滨浴场中的病毒进行快速检测，海水和淡水样品先被浓缩，分离检测诺如病毒和腺病毒，结果在36.4%的样本中检出腺病毒，高于诺如病毒的检出率（9.4%）。智利圣地亚哥进行了为期8年的急性下呼吸道感染的分子流行病学监测，共监测9919名2岁以下儿童，发现腺病毒是婴幼儿第二常见的病毒性肺炎病因。

二十、控制腺病毒感染的方法有哪些？

美国是目前全球唯一研发并使用腺病毒疫苗的国家，接种 Adv4 型和 Adv7 型疫苗是控制美国军队受训人员因腺病毒引发 ADR 的基本手段，从 1971 年到 1999 年为新兵接种 Adv4 型和 Adv7 型肠溶活疫苗，成功控制了腺病毒引起的急性呼吸道疾病。2011 年 3 月第二代 Adv4 型和 Adv7 型减毒活疫苗得到美国药品和食品管理局的批准，中断了 12 年的腺病毒疫苗于 2011 年 10 月恢复在新兵中注射。腺病毒感染二级控制措施包括减少人群聚集、将受训人员的床头、脚相对摆放、要求经常洗手、增加空气交换次数、尽量减少不同新兵人群的接触等。像勤洗手这样的干预措施可在新兵受训人员中减少上呼吸道感染达 45%，而其他干预措施对减少 ARD 的效果，远不如开展腺病毒疫苗接种有效。

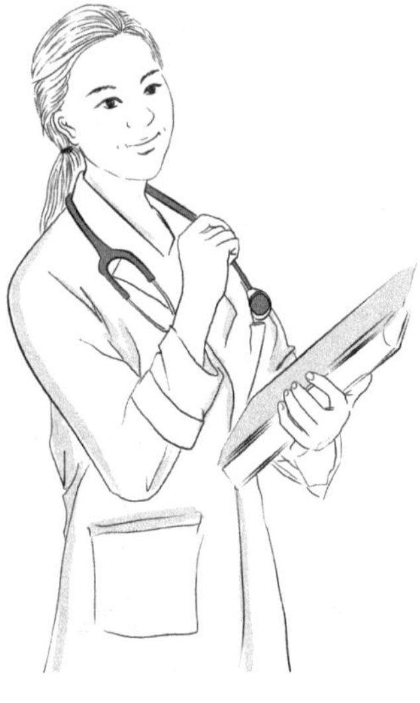

第二章

临床篇

一、腺病毒感染易累及哪些器官?

腺病毒主要引起呼吸道疾病，但也可感染消化道、泌尿道、眼睛、心肌等部位而引起疾病，易侵犯呼吸道及消化道黏膜、眼结膜、泌尿道和淋巴结。主要表现为急性上呼吸道感染（急性呼吸道感染由腺病毒引起者占 2%～4%），其次为眼部和胃肠道感染。通常认为 B1、C、E 组腺病毒主要引起呼吸道疾病，而 B2 组主要引起泌尿系统感染。

二、腺病毒感染有临床症状吗?

腺病毒感染十分广泛，传染源为患者和隐性感染者，腺病毒感染后主要表现为隐性感染、腺病毒急性上呼吸道感染、腺病毒肺炎，少数可发展为重症肺炎（伴发Ⅰ型呼吸衰竭）。约半数患者为隐性感染，可以无临床症状。

三、腺病毒感染的流行特征有哪些?

发病主要集中在冬春季节。冬春季节气温较低，人群多在室内活动，环境相对密闭、通风不畅，易于病毒传播。因此，冬春季容易出现腺病毒感染暴发流行。环境改变、对疫情地自然条件不适应等因素可促进群体性疫情的发生和发展。人口密度高、新兵入营后训练强度大、心理压力大等情况均有利于疾病的传播。

不同血清型有不同的流行病学特点：1 型、2 型和 5 型可在出生几个月或几年的幼儿中引起呼吸道或肠道疾病的急性、范围局限的流行，并且在某些时期 2 型较为常见。3 型在较大的儿童及成年人中引起典型的急性咽结膜热（APC），特别在夏令营和游泳池多见。在新兵营常发生急性呼吸道疾病（ARD），由 4，7，14 和 21 型引起。近年发现的 55 型可导致重症呼吸系统感染。在一些国家的城市居民中也可发生 ARD 流行。

流行性角结膜炎（EKC）由几种血清型引起，主要见于工厂和眼科诊所的工作人员。腺病毒的某些血清型仅感染肠道，通常不引起症状，但也可引起肠炎、肠系膜淋巴结炎和肠套叠。1，2 和 5 型腺病毒感染后可在扁桃体和腺样体中潜伏。80％的被摘除的扁桃体中含有这种病毒。

在冬季，4 型或 7 型腺病毒感染在新兵中引起有症状的疾病，其中大约 25％因发热或下呼吸道感染需要住院。在夏季，急性咽结膜炎在 3 型感染中占较高比例。腺病毒一般通过接触感染者的分泌物或污染的物品而获得，经空气或水源（游泳）传播。

四、呼吸道腺病毒感染有哪些主要症状？

腺病毒累及上、下呼吸道，一般有发热、咳嗽、咽痛、流涕等常见症状。部分伴有头痛、乏力、恶心、食欲下降或者腹泻。

（一）急性上呼吸道腺病毒感染

急性上呼吸道感染是腺病毒感染的主要表现形式，包括急性发热性咽喉炎、咽结膜热（pharyngoconjunctival fever）、急性呼吸道疾病（acute respiratory diseases，ARD）。多数以急性发热起病，轻者低热（体温<37.5℃），重者体温可达 41℃。

1. **急性发热性咽喉炎** 通常为婴幼儿和儿童发病，多由 C 组病毒引起咳嗽、鼻塞、发热和咽喉部溃疡等症状，难以与其他病毒引起的轻型呼吸道感染鉴别。

2. **咽结膜热** 症状与急性发热性咽喉炎相似，但常同时发生结膜炎。咽结膜热有暴发流行倾向，如游泳池结膜炎多由 B 组腺病毒 3、7 型所致，预后尚好，一般无后遗症。

3. **急性呼吸道疾病** 以咽炎、发热、咳嗽和全身不适为特点，常在军队的新兵中流行。多因突然紧张、劳累、聚集等所致。此感染多由腺病毒 4、7 型引起，也可见于 3 型。同时伴咳嗽、咳痰（主要为白痰，少数为黄痰）；不同程度咽部不适、咽痛，乏力、恶心、食欲减退，少数有头痛、头晕，个别患者出现腹泻，大部分患者可见咽部充血，咽后壁淋巴滤泡增生。部分患者不同程度扁桃体肿大，表面可见点片状灰白色分泌物，双侧颈部淋巴结绿豆至黄豆大；病程 1～14 d（平均 5～7 d），呈自限性。

（二）腺病毒肺炎

20%～40%的患者发展为腺病毒肺炎。多数患者持续高热，且在 38.5℃以上；咳嗽加重，咽部症状明显；同时可伴呼吸急促、胸闷，胸部 X 线片或 CT 检查发现肺部病变；肺部听诊基本无干湿啰音。少数患者中等程度发热、咳嗽，无明显胸闷、憋气等症状，但影像学检查肺部有病变。只有极少部分患者无发热，仅有咳嗽、咽痛、咽部充血、咽后壁淋巴滤泡增生，而影像学检查发现肺部病变。

少数发展为重症肺炎的患者，除肺炎症状以外，还出现持续高热、呼吸困难、胸闷、心率增加等，危重患者出现休克、呼吸衰竭、弥散性血管内凝血等。

（三）神经系统症状

一般于发病 3～4 d 以后出现嗜睡、萎靡等，有时烦躁与萎靡相交替。在严重病例中晚期出现半昏迷及惊厥。部分患儿头向后仰，颈部强直。除中毒性脑病外，尚有一部分腺病毒可致脑炎，必要时行腰椎穿刺鉴别。

（四）循环系统症状

面色苍白较为常见，重者面色发灰。心律增快，轻症一般不超过每分钟 160 次，重症多在 160～180 次，有时达 200 次以上。心电图一般表现为窦性心动过速，重症病例有右心负荷增加和 T 波、ST 段的改变及低电压，个别有一至二度房室传导阻滞，偶尔出现肺性 P 波。重症病例的 35.8％于发病第 6～14d 出现心力衰竭。肝脏逐渐肿大，可达肋下 3～6cm，质较硬，少数也有脾大。

（五）消化系统症状

半数以上有轻度腹泻、呕吐，严重者常有腹胀。腹泻可能与腺病毒在肠道内繁殖有关，但在一部分病例也可能由于病情重、高热而影响消化功能。

（六）其他症状

可有卡他性结膜炎、红色丘疹、斑丘疹、猩红热样皮疹，扁桃体上石灰样小白点的出现率虽不高，但也是本病早期比较特殊的体征。

五、儿童腺病毒感染有哪些症状？

儿童腺病毒感染常见呼吸道感染、出血性膀胱炎、咽结膜炎及其他病毒感染相关疾病。

（一）呼吸道感染

婴儿腺病毒感染最常见的症状为鼻炎。暴发性支气管炎和肺炎在这个年龄组中可能会发生。而且部分患儿可能会发生百日咳综合征。

（二）出血性膀胱炎

一般表现为无明显季节性，且在男孩中多见，大多由腺病毒 11、21 型引起。可能伴随着尿频、血尿、尿急及排尿困难、肉眼血尿 3～7 d,镜下血尿可持续 2 周左右。

（三）咽结膜炎

大多数是由 3、7 型腺病毒引起，夏季可发生小流行，与游泳池水传播有关。表现为发病急，发热 38℃以上，出现咽炎、鼻炎、眼结膜炎及颈淋巴结炎。球结膜及睑结膜可见颗粒状突起、红肿，常为单侧，双侧者有一侧较重。症状延续 1～2 周，无后遗症。一般不伴支气管炎及肺炎。

（四）其他

心包炎、慢性间质性纤维化、婴儿腹泻、风疹样疾病及先天性畸形曾发现与腺病毒感染有关。器官移植及免疫缺陷者腺病毒感染后除引起呼吸道、泌尿道感染，还可致脑炎等中枢神经系统感染。

六、呼吸道腺病毒感染的潜伏期有多长？

成年人和儿童的临床表现不同，一般潜伏期为 3～8 d，急骤发热往往自第 1～2 天起即发生 39℃以上的高热，至第 3～4 天多呈稽留或不规则的高热；3 /5 以上的病例最高体温超过 40℃。潜伏期末至发病急性期传染性最强。

七、腺病毒感染的主要诊断方法有哪些？

主要有快速诊断法、病毒分离、血清学检查、分子诊断。

1. **快速诊断法** 用多价腺病毒荧光免疫血清对从咽部取出的脱落细胞涂片进行染色，若在荧光显微镜下见脱落细胞核内有明亮荧光，说明该病毒为阳性。采用鼻咽部抽吸物进行快速诊断 ADV 抗原，具有敏感、快速、准确等优点。免疫荧光快速诊断技术为近年来我国广泛采用的快速检测的标准方法。

2. **病毒分离** 特异性强，结果可靠，没有假阳性，作为一种标准检测方法已被公认。用细胞培养方法分离病毒不仅可以根据细胞病变（CPE）观察其致病性，还可以达到直接扩增病毒的目的。但是阳性率很低，灵敏度欠佳，成本高，且传统的病毒分离方法需一定的设备条件，操作繁杂，受细胞状态、标本保存和运送等诸多条件影响，一般需要1～2周才能观察到病变，不能提供快速的病原学诊断，不利于及时指导临床治疗。

3. **血清学检查** 取急性期及恢复期双份血清，测补体结合抗体、中和抗体与血凝抑制抗体，如果发现有4倍增长则可明确诊断。不同种抗体其感染后效价不同。

（1）补体结合抗体在感染后1年效价下降或消失。

（2）血凝抑制抗体为特异型抗体，在感染1周后抗体效价上升。

（3）中和抗体持续至少10年，效价也不降低。出血性膀胱炎患者单份血清腺病毒11或21型的中和抗体效价超过1∶32即可确诊。

酶联免疫吸附试验（ELISA）方法检测ADV抗原、抗体操作简单、快速、特异性强，有助于临床对疾病的早期明确诊断。结果判定用简单的分光光度计，客观准确，3～4 h即可出结果。可大批检测，阳性率远优于病毒分离，亦优于血清学技术，适用于流行病学调查。IgM产生早于IgG，有利于早期诊断，IgG产生稍晚，虽不能早期诊断，但相当一部分在7～14 d检测单份血IgG阳性再结合临床也可诊断。

4. **分子诊断** 取呼吸道分泌物标本，利用聚合酶链式反应（PCR）方法扩增腺病毒特异性基因片段从而诊断。聚合酶链式反应方法比病毒分离和间接免疫荧光法更为敏感。聚合酶链式反应方法还适宜对分离到的病毒株进行回顾性研究，提供流行病学资料，更可以为急性呼吸道感染暴发的公共卫生事件及时提供病原学依据。另外聚合酶链式反应与限制性片段长度多态性（RFLP）技术、原位杂交（ISH）技术、免疫荧光技术等结合应用，也为临床腺病毒检验技术的发展开辟了广阔的前景。

5. **PCR-ELISA** 将ELISA技术与PCR技术结合，操作简便的

ADV-DNA 检测方法。PCR-ELISA 方法对于低水平 ADV-DNA 复制有较高检出率，并能检出潜伏的含量极低的 ADV-DNA。具有高敏感度、高特异、高稳定性，同时可以使测定结果数据化，避免了主观因素的影响。

八、可疑腺病毒感染的人群需要做哪些基本检查？

1. **血常规** 多数患者白细胞计数降低或正常，也有部分患者起初白细胞总数轻度升高，合并细菌感染时则明显升高。淋巴细胞比例及绝对值减少，减少的程度与病情有一定相关性。多数患者单核细胞比例升高，多为 10%～12%，个别可达 20%。血小板计数和血红蛋白一般正常，病情危重者血小板降低。通过观察一组 272 例 7 型腺病毒感染患者显示白细胞总数为（9.28 ± 2.70）$\times10^9$/L，淋巴细胞绝对值为（1.36 ± 0.51）$\times10^9$/L，单核细胞绝对值为（1.03 ± 0.40）$\times10^9$/L。对另一组 309 例 55 型腺病毒感染患者的调查显示，白细胞总数为（6.31 ± 1.93）$\times10^9$/L，淋巴细胞绝对值为（0.86 ± 0.61）$\times10^9$/L，单核细胞绝对值为（1.06 ± 0.38）$\times10^9$/L。这些证据表明 55 型腺病毒感染者淋巴细胞降低更为明显，而感染之初 7 型腺病毒感染者白细胞总数相对升高。红细胞沉降率可轻度增快，一般＜30 mm /h，极少数可达 60 mm /h 左右。

2. **尿常规** 少数患者可出现一过性镜下血尿。

3. **血液生化** 肾功能一般正常，少数患者肝功能轻度异常，表现为 ALT 和 AST 升高，危重患者白蛋白可降低，随病情好转可恢复正常；个别患者肌酸激酶、肌酸激酶同工酶、乳酸脱氢酶、α-羟丁酸脱氢酶轻度升高，而 55 型腺病毒感染有半数以上患者升高。少数合并心肌损伤者肌磷酸激酶同工酶、肌钙蛋白或肌红蛋白升高，危重患者明显升高。凝血功能大多数正常，危重患者D-二聚体、纤维蛋白原降解产物升高，纤维蛋白原降低。部分患者红细胞沉降率轻度增快，随病情好转可恢复正常。多数患者C-反应蛋白（CRP）中等程度升高。多数55型患者血清抗O升高，升高幅度似与病情轻重无明显相关性。

4. **淋巴细胞亚群** 外周血淋巴细胞亚群反映机体的特异性免疫状况。55型腺病毒感染的患者T淋巴细胞介导的特异性细胞免疫功能和NK细胞介导的天然免疫功能均受到损伤，主要表现为$CD_3^+CD_4^+$、$CD_3^+CD_8^+$以及NK细胞的绝对数下降，恢复期病例可逐渐接近或达到正常水平。

5. **腺病毒核酸检测** 急性期患者咽拭子标本应用巢式实时定量PCR法检测腺病毒特异性核酸阳性。

6. **血清特异性抗体检测** 采用ELISA法、免疫荧光试验（immuno fluorescence assay，IFA）和抗体中和试验检测血清腺病毒特异性抗体。急性期血清腺病毒特异性IgM抗体阳性；急性期与恢复期双份血清腺病毒特异性IgG抗体4倍以上升高。

7. **胸片或胸部** CT 腺病毒肺炎主要表现为肺实变和渗出影。一侧肺或双肺结节状、斑片状、小片状或大片状的实变影，病变中心密度较高，单发或多发，边界清楚。部分患者在实变影周围出现斑片状、小片状、大片状或云絮状渗出影。个别可出现少量胸腔积液，多为单侧。

重症肺炎表现为一个大叶或两个大叶以上的实变影，其内无支气管征，或表现为一个肺段的实变，病变形态和范围变化较快。个别危重患者病变进展迅速，1～2 d从结节状、小片状或斑片状实变影发展为大片实变影。

部分患者影像学表现需结合临床与肺结核、真菌感染、细菌性肺炎鉴别。

九、呼吸道腺病毒感染如何预检？

呼吸道腺病毒感染预检分诊流程见图 2-1。

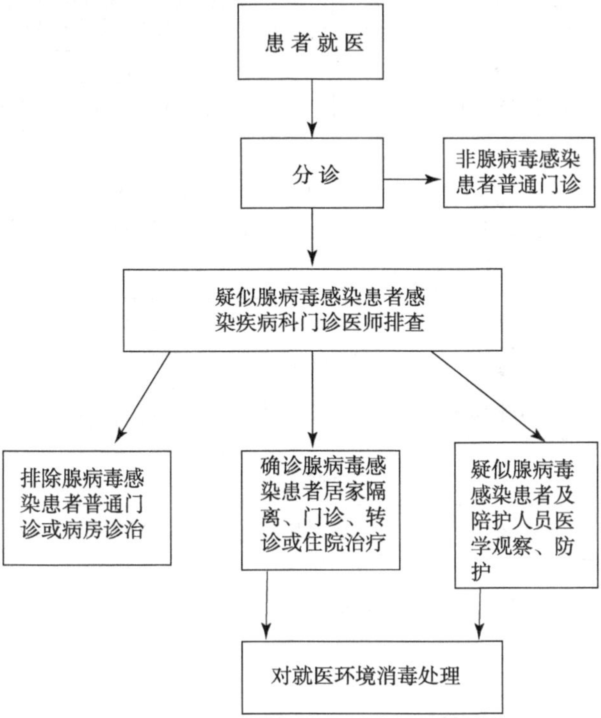

图 2-1 呼吸道腺病毒感染预检分诊流程

十、可疑呼吸道腺病毒感染如何就诊？

可疑呼吸道腺病毒感染就诊流程见图 2-2。

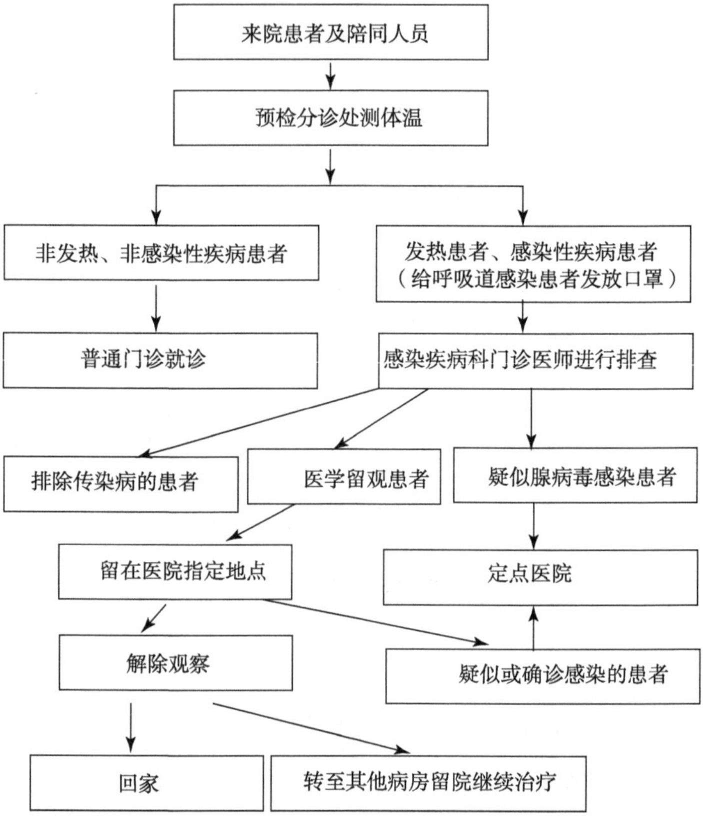

图 2-2　可疑呼吸道腺病毒感染患者就诊流程

十一、腺病毒感染需要与哪些疾病鉴别？

腺病毒感染的临床表现与其他多种病原体引起的呼吸道感染性疾病类似，需要排除能够引起类似临床表现的其他疾病。

腺病毒感染需要与普通上呼吸道感染、流行性感冒、细菌性肺炎、肺炎支原体或衣原体肺炎、传染性非典型肺炎（SARS）、军团菌性肺炎、其他病毒性肺炎、肺结核进行鉴别。

（一）普通上呼吸道感染

患者可出现发热、咳嗽，血常规血白细胞计数正常或降低等表现，但多伴有明显的上呼吸道卡他症状如鼻塞、流涕、喷嚏等，胸部 X 线检查无异常表现。

（二）流行性感冒

可有明显的发热、头痛、肌痛、乏力等全身症状，血常规可见白细胞计数正常或降低，重症流行性感冒可发生肺炎和呼吸困难。可引起局部暴发流行，抗生素治疗无效。主要鉴别点：外周血淋巴细胞比例多增高，可从鼻咽部分泌物中检出流感病毒抗原或流感病毒特异性核酸。

（三）细菌性肺炎

多以发热、咳嗽起病，常为高热，可伴头痛、肌肉酸痛、乏力等全身症状，部分重症病例可出现气促、发绀，甚至出现中毒性休克。胸部影像学检查可为大片实变影或小斑片影。但普通细菌性肺炎一般为散发病例，不会出现群体性发病，常有脓痰，部分出现铁锈色痰。有明显肺部体征，如闻及湿啰音，部分病例有肺实变体征；多数病例同时有外周血白细胞计数和中性粒细胞比例升高；合理的抗菌药物治疗可迅速控制体温和症状，并使肺部阴影吸收。

（四）肺炎支原体肺炎和肺炎衣原体肺炎

可引发学校、部队或社区发生小规模流行。常见临床表现包括发热、咽痛、干咳等局部症状及头痛、肌痛、乏力等全身症状，血常规可见白细胞计数和中性粒细胞比例多正常，肺部影像学常为斑片状浸润，仅依据临床症状、血常规及胸部影像学检查较难与腺病毒肺炎鉴别。鉴别诊断要点是支原体和衣原体特异性血清抗体检测和抗感染治疗的效果。血清肺炎支原体或衣原体特异性 IgM 阳性，或双份血清肺炎支原体或衣原体特异性 IgG 抗体滴度 4 倍或以上升高；大环内酯类药物或新氟喹诺酮类药物能有效控制病情。

（五）SARS

多以发热为首发和主要症状，体温一般高于 38℃，常呈持续性高热，伴有畏寒、头痛、乏力、关节肌肉酸痛等全身症状。咳嗽不多见，主要为干咳、少痰，部分患者出现咽痛。可有胸闷，严重者逐渐出现呼吸困难、气促，甚至呼吸窘迫。上呼吸道卡他症状少见。一般于发病 6～12 d 后出现呼吸困难和低氧血症。肺部体征不明显，部分患者可闻及少许湿啰音，偶有肺实变体征或局部叩浊、呼吸音减低等少量胸腔积液体征。鼻咽分泌物核酸（SARS-CoV RNA）检测阳性，或血清（或血浆）SARS-CoV 特异性抗原 N 蛋白检测阳性，或血清 SARS-CoV 抗体阳转，或抗体滴度 4 倍升高可确诊。

（六）其他病毒性肺炎

其他常见可引起肺炎的病毒包括呼吸道合胞病毒、鼻病毒等，多发生于婴幼儿。主要为散发病例，但也可在婴幼儿或老人聚居区发生小规模暴发流行。多以发热起病，发生肺炎前往往有鼻塞、流涕、咽干、咽痛等上呼吸道感染症状，咳嗽多为干咳，部分有气促、胸痛和咯血痰等症状，重症病例可出现明显呼吸困难。影像学主要表现为间质性肺炎，严重者出现双肺弥漫分布的网结节状浸润影。血常规白细胞计数正常或减少，淋巴细胞计数相对增多。确诊需检测血清特异性病毒抗体。

（七）肺结核

多为散发病例，一般隐匿起病。病程相对长，而病情进展相对较慢，发热有一定规律，一般为午后低热，持续高热较少见，常可出现体重减轻、乏力、盗汗、食欲缺乏等结核中毒症状。外周血白细胞计数一般正常。胸部影像学有其特征性表现，病灶多位于双上肺，形态可不规则，密度不均匀，可出现空洞和钙化。皮肤结核杆菌纯蛋白衍生物（PPD）试验、血清结核抗体检测、痰集菌找抗酸杆菌有助于鉴别诊断，临床高度怀疑而确诊有困难时可进行诊断性抗结核治疗。

（八）军团菌肺炎

多见于夏秋季，中老年人为好发人群。可在养老院等中老年人聚居区发生暴发流行，多以高热起病，乏力、头痛、肌肉酸痛等全身中毒症状较重，呼吸道症状相对较轻。重症病例可有呼吸困难，部分病例伴有相对缓脉、神经精神症状、水样腹泻等症状。少数病例出现肾功能损害。胸部影像学检查早期表现为斑片状浸润影，随病程进展可累及双肺。大环内酯类、新氟喹诺酮类、利福平、多西环素等抗菌药物治疗有效。血清军团菌特异性抗体检测阳性可确诊。

十二、腺病毒导致的呼吸道感染特征性表现有哪些？

有咳痰、喘息、慢性咳嗽。若没有吸烟、接触有害气体、过度劳累、气候变化或变冷感冒，则一般症状比较轻，否则，可引起急性发作或加重。可见咽部明显充血，淋巴滤泡大量增生，呈现“大马哈鱼卵”样连接成片。部分伴有扁桃体增大，并类似细菌性感染，可见白色分泌物。

十三、如何判断重症腺病毒感染？

临床症状是病毒性肺炎病情判断的主要依据。

1. 高热是重症腺病毒感染诊断标准的首项：高热持续 2～3 d 以上，特别是体温逐日增高，甚至出现超高热、稽留热、寒战、体温低者，提示中毒症状严重，是重症化前期的主要临床表现之一。

2. 剧烈的刺激性干咳是腺病毒感染较为普遍的特征性症状：腺病毒具有嗜上皮性，早期累及支气管和细支气管黏膜，进一步侵入支气管周围组织和肺泡，重症肺炎者多伴有严重的气道炎症，表现频繁而剧烈的刺激性干咳，深吸气时咳嗽，症状持续或进行性加剧。相对于部分上呼吸道感染和轻症肺炎中的重度咳嗽病例，重症肺炎患者咳嗽症状更为严重，对症治疗不能缓解，剧烈咳嗽后可能出现纵隔气肿。

3. 腺病毒肺炎患者多有程度不一的咽痛、全身不适、乏力、食欲缺乏、头痛、肌肉关节酸痛、腹痛、腹泻、精神意识异常等非特异性毒血症状。其中，持续的精神萎靡，特别是嗜睡、谵妄等意识障碍的出现常是严重毒血症和重症感染的标志。

4. 呼吸衰竭或低血压的发生和加重：预示危重症的出现和复杂的治疗及预后。

5. 肝功能、凝血功能、胆碱酯酶等异常多出现在重症肺炎的中后期，无助于重症的早期识别，血小板、尿素氮、乳酸脱氢酶、肌酸激酶、D-二聚体等血液学指标的动态变化，对病情程度和趋势有一定的提示作用。

6. CT 大叶性改变是重症肺炎诊断的重要线索：影像动态观察发现，腺病毒肺炎 CT 异常发生早、进展快，多种形态和征象的病灶均可能发展成重症肺炎。早期静态影像对肺炎重症化并无提示。病灶周围短期内出现大片毛玻璃样病灶，是病灶扩大早期和主要的表现，可作为病情进展的早期影像标志。

7. 糖皮质激素治疗反应差：轻症肺炎病例经甲泼尼龙等治疗后，发热、咳嗽症状和影像相继好转，但重症肺炎患者仍有一定程度的持续发热、早期二次发热、剧烈咳嗽以及影像进展。激素治疗反应差与二重感染或病毒性免疫损伤关系不大，可能是个体敏感性差异，也反映病毒感染后机体炎症反应的严重程度，后者决定了病情的重症化进程。

十四、儿童重症腺病毒肺炎早期如何治疗？

对于腺病毒目前尚无有效抗病毒药物。人血免疫球蛋白含有多种抗病毒、细菌成分，能提高和调节小儿免疫功能。甲泼尼龙有抗炎作用，两者合用后可迅速提高患儿的免疫功能，减轻机体炎症反应，提倡尽早使用。推荐剂量人免疫球蛋白 400 mg / (kg · d)，甲泼尼龙 4 mg / (kg · d)。

十五、支气管镜在腺病毒肺炎诊断治疗中有何意义？

通常腺病毒肺炎支气管黏膜炎症明显，多伴有黏膜糜烂、黏液分泌增多。多有灰白色黏液堵塞支气管开口，出现黏膜糜烂、剥脱，导致支气管通气不畅。各级支气管黏液栓及剥脱黏膜上皮可诱发肉芽生长以清除内生异物，这可能是腺病毒肺炎后期形成闭塞性细支气管炎的病理基础。纤维支气管镜应用到腺病毒肺炎的医学诊治中更有利于患者气管病变的观察，判断其炎症程度。可有针对性地治疗，改善患者呼吸状况，予以肺泡灌洗及局部用药可改善支气管炎症及通气情况。但需严格把握纤维支气管镜操作指征。

十六、腺病毒肺炎 X 线表现是怎样的？

胸部 X 线形态与病情、病期有密切关系。肺纹理增厚、模糊为腺病毒肺炎的早期表现。肺部实变多在发病第 3～5 d 开始出现，可有大小不等的片状病灶或融合性病灶，以两肺下野及右上肺多见。发病后 6～11 d，其病灶密度随病情发展而增高，病变也增多，分布较广，互相融合。与大叶性肺炎不同的是腺病毒肺炎的病变不局限于某个肺叶，病变吸收大多数在第 8～14 d 以后。若病变继续增多、病情加重，应疑有混合感染。肺气肿颇为多见，早期及极期无明显差异，为双侧弥漫性肺气肿或病灶周围性肺气肿。1/6 病例可有胸膜改变，多在极期出现胸膜反应，或有胸腔积液。

十七、腺病毒肺炎的 CT 表现如何？

肺内表现以多肺叶受累的肺实变为主要特征，其中团簇状影尤为突出，此类团簇状影有较明显的特征性，密度较高、边缘模糊、强化均匀。肺外表现以胸膜增厚和少量胸腔积液为主，少数患者出现纵隔气肿或气胸。小气道改变多见。

1. 实变是腺病毒肺炎的常见征象，可沿肺叶、肺段或亚段分布，也可表现为大小不一的斑片状或类圆形致密影。可由毛玻璃影、间质性或结节性病灶进展而来或同时存在。在病程早期表现为单纯实变病灶者仅占10%左右，典型的大叶性或肺段性病灶形成过程为早期的腺泡结节或肺小叶实变融合成斑片状病灶。随着病情发展，周围出现大片毛玻璃影，病灶扩大，1周左右形成密度均匀或不均匀的肺叶或肺段性实变，实变通常是病变发展了一段时间后的表现。

2. 毛玻璃影是腺病毒性肺炎影像学早期较普遍的征象，也是特征性表现。据统计81.9%的CT表现可见，大多数位于实性病灶的周围，与肺实变或间质病变同时存在，累及范围大小不一。大片或胸膜下毛玻璃影通常为重症肺部感染进展期和新发病变的早期表现，数天内毛玻璃影密度可迅速增加，逐渐表现为部分或完全实变。毛玻璃影的形成主要是肺泡壁的间质炎症，而肺泡腔内尚无渗出或未被完全填塞。

3. 腺病毒中间质性改变主要见于近半数的斑片状病灶和少数叶段性病灶中，但缺乏弥漫性间质性改变。其CT表现为支气管血管束增粗紊乱、支气管壁增厚、肺纹理聚拢，可出现网格状影、支气管旁结节、条索状影、胸膜下线和支气管扩张等改变。间质损害多出现在病程早期或者轻症肺炎患者中，在实变前或毛玻璃影病灶中亦可见，实变后可被掩盖，吸收过程中又可出现，因而贯穿于病变发展的全过程，是腺病毒肺炎的常见表现，反映了腺病毒感染后支气管、细支气管损害为主的病理特征。

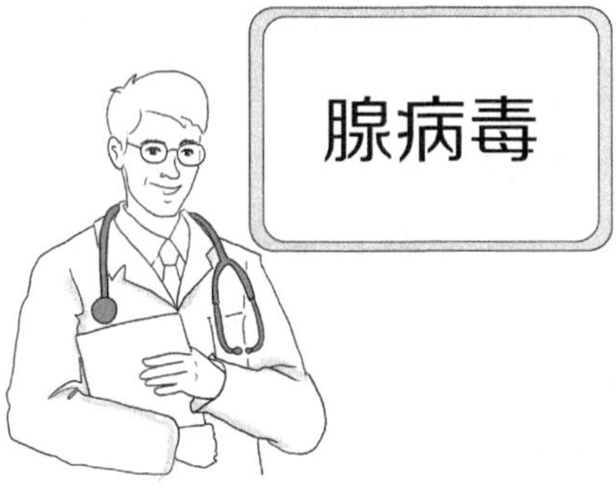

4. 小结节影为支气管周围或支气管末梢，或者随机分布的单个或多个腺泡实变或毛玻璃影，大小为3～5 mm，边缘清楚或者模糊，

部分患者早期的小结节影可迅速演变为大片实变。

5. 常见影像学征象包括支气管充气征、单侧或双侧少量胸腔积液、纵隔气肿、空气潴留征、肺段或亚段性肺膨胀不全及空洞等，纵隔淋巴结肿大不多见。

十八、腺病毒肺炎影像学表现与临床症状如何联系?

腺病毒肺炎的实变、毛玻璃影和间质性改变等征象表现有不同的临床特点。

1. 实变病灶在腺病毒肺炎中常见，实变面积与体温正相关，并和病灶总面积呈现相似的相关程度。以实变为主的病例，发热和咳嗽时间相对较长，表示实变大多是病灶进展一段时间以后的表现，实变范围大小反映病情程度。早期病灶中，单一叶段性实变少见。

2. 毛玻璃影是病毒性肺炎较具特征性的影像征象，也是腺病毒肺炎病灶早期的表现之一，并见于多种形态的病灶中，单纯者少见，可迅速实变。叶段性的大片病灶见于新发病灶和重症患者病情进展阶段，以毛玻璃影为主的病例相对病程短，症状更重。毛玻璃影大小与发热程度正相关，提示反映病情严重程度，并可作为疾病进展的标志。

3. 间质性改变同样是成人腺病毒肺炎的特征性征象：腺病毒首先感染支气管、细支气管和周围组织，引起间质性的病理损害，表现为支气管血管束增粗模糊条索状影，偶见小叶间隔增生支气管扩张等。间质性改变多见于斑片状病灶中，少数可达肺大叶范围，未见弥漫性间质性改变。间质性改变为主的病例，病情相对较轻，而病程长短差异大，可能部分患者病程处于早期，另一部分患者较轻，可能病灶持续稳定，或已进入吸收期。

4. 小结节影多为肺实质性结节，可单独出现，或出现在实变灶的周围或间质性病灶中。典型者为支气管周围或支气管末梢单个或多个 3～5 mm 大小腺泡结节影或圆形实变、毛玻璃影变，大多单纯小结节病例症状较轻。其他征象如少量胸腔积液出现在重症或非重症的大叶性肺炎病例中，纵隔气肿可能与剧烈咳嗽有关。

十九、可疑腺病毒感染者是否需要行 HRCT 检查？

成人腺病毒感染与普通上呼吸道病毒感染者临床表现类似，多表现为轻症。HRCT 扫描的重要作用不仅是明确诊断，还可对重症肺炎治疗效果进行动态观察。由于肺间质炎症患者病程明显高于单纯肺实质炎症，HRCT 能很好地显示肺间质纤维化的细微变化，如肺小叶间隔增厚、胸膜下弧线影等。利用 HRCT 对组织密度和空间分辨率高的特点，可以动态发现病灶细微变化及分布。

二十、腺病毒感染的病程有多长？

腺病毒感染根据呼吸系统中毒症状分为轻症及重症。热型不一致，多数稽留于 39～40℃及高热不退。其次为不规则发热，弛张热较少见。轻症一般在 7～11 d 体温骤降，其他症状消失较快，唯肺部阴影需 2～6 周才能完全吸收。重症病例于第 5～6 天以后有明显嗜睡，面色苍白发灰，肝大显著，喘憋明显，肺有大片实变，部分病例有心力衰竭、惊厥、意识障碍。恢复者于第 10～15 天退热，骤退与渐退者各占半数，有时骤退后尚有发热余波，经 1～2 日后再下降至正常。肺部病变的恢复期更长，需 1～4 个月之久，3～4 个月后尚不吸收者多有肺不张，日后可能发展成支气管扩张。

学龄前期与学龄期儿童的腺病毒肺炎一般均为轻症，常有持续高热，但呼吸及神经症状不重。麻疹并发或继发腺病毒肺炎时则所有症状均较严重，病情常易突然恶化。

二十一、可疑腺病毒感染的医学隔离观察标准有哪些？

无腺病毒感染临床表现，但近 8 d 内曾与确诊或疑似病例有密切接触者（同住一室）应接受医学隔离观察。隔离观察期 8 d，期满后无症状者解除隔离。

二十二、腺病毒感染病例临床诊断标准有哪些？

（一）疑似病例

1. 发病前 8 d 内与腺病毒感染确诊病例有密切接触，并出现发热、干咳等临床表现。

2. 发病前 8 d 内曾到过腺病毒感染流行区域，并出现发热、干咳等临床表现。

（二）临床诊断病例

1. 发病前 8 d 内与腺病毒感染病例密切接触。

2. 发热伴咽干或咽痛、干咳。

3. 双侧或单侧颈部淋巴结肿大，绿豆或黄豆大小。

4. 咽部充血，咽后壁淋巴滤泡增生，扁桃体表面覆有点、片状灰白色分泌物。

5. 双肺听诊基本无干湿啰音，与影像学表现不一致。

6. 外周血白细胞正常、升高或降低，分类淋巴细胞比例降低，单核细胞比例升高。

7. 胸部影像学表现为结节状、斑片状、小片或大片状实变影，部分出现胸腔积液。

符合以上 1、2、3、4、6 条者，临床诊断为腺病毒急性上呼吸道感染；全部符合者诊断腺病毒肺炎。

（三）确诊病例

临床诊断病例同时具备以下一种或几种实验室检查结果者。

1. 咽拭子实时定量 PCR（real-time PCR）法检测腺病毒特异性核酸阳性。

2. 血清腺病毒特异性 IgM 抗体阳性。

3. 急性期与恢复期双份血清标本腺病毒特异性 IgG 抗体 4 倍以上升高。

二十三、肺炎的诊断标准有哪些？

符合肺炎诊断标准并符合以下任何一项即可诊断。

1. 持续高热（体温＞39℃）超过 5 d，且伴有频繁而剧烈刺激性咳嗽。

2. 心率＞100 次/分和（或）呼吸频率＞30 次/分。

3. 肺部阴影进展迅速，阴影范围超过 1 个肺叶。

4. 动脉血氧分压（PaO_2）＜70 mmHg，和（或）血氧饱和度（SpO_2）＜90%，吸氧或面罩吸氧不能改善 PaO_2。

二十四、腺病毒感染常见并发症有哪些？

在腺病毒肺炎病程中可并发金黄色葡萄球菌、大肠埃希菌、肺炎球菌、肺炎杆菌、铜绿假单胞菌等感染，以致病势更为严重。以下几点常提示在腺病毒肺炎后期有继发细菌感染存在。

1. 发病10 d左右病情不见好转，或一度减轻复又恶化。

2. 痰为黄色或淘米水色。

3. 身体其他部位有化脓灶。

4. 出现脓胸。

5. X线检查出现新的阴影。

6. 白细胞计数增高及中性粒细胞比例增高或核左移。

7. 中性粒细胞的碱性磷酸酶或四唑氮蓝染色数值增高。

8. 在重症腺病毒肺炎的极期（第6～15天），少数病例可并发弥散性血管内凝血（DIC），尤其易发生在有继发细菌感染时。在DIC发生前均有微循环功能障碍，最初仅限于呼吸道及胃肠道小量出血，以后可有肺、胃肠及皮肤广泛出血。经初筛试验、筛选试验及确定试验可确定诊断。初筛试验以粪便潜血试验阳性及血小板计数减少为重要指标；确定诊断则以血小板减少、纤维蛋白原降低、凝血酶原时间延长三项中两项异常或鱼精蛋白副凝试验（3P试验）、乙醇胶试验及优球蛋白溶解时间三项中一项异常为准。

二十五、抢救过程中出现的常见并发症有哪些？

（一）气管插管相关的并发症

人工气道是经口（鼻）插入或经气管切开处插入气管所建立的气体通道。临床上常用的人工气道是气管插管和气管切开。

1. **导管易位** 插管过深或固定不佳，均可使导管进入支气管。因右主支气管与气管所成角度较小，插管过深进入右主支气管，可造成左侧肺不张及同侧气胸。插管后应立即听诊双肺，如一侧肺呼吸减弱并有叩浊音提示肺不张，呼吸音减低伴叩诊呈鼓音提示气胸。发现气胸应立刻处理，同时X线片确认导管位置。

2. **气道损伤**　困难插管和急诊插管容易损伤声门和声带，长期气管插管可以导致声带功能异常，气道松弛。注意插管时要动作轻柔、准确，留管时间尽可能缩短以减少类似并发症的发生。

气囊充气过多、压力太高、压迫气管可使气管黏膜缺血坏死，形成溃疡、出血。应使用低压高容量气囊，避免充气压力过高，气囊压力<25cmH_2O时能减少这类并发症。

3. **人工气道梗阻**　人工气道梗阻是人工气道最为严重的临床急症直接威胁患者生命。导致气道梗阻的常见原因包括：导管扭曲、气囊疝出而嵌顿导管远端开口、痰栓或异物阻塞管道、管道坍陷、管道远端开口嵌顿于隆突、气管侧壁或支气管。

采取措施防止气道梗阻可能更为重要，认真的护理、密切的观察、及时更换管道及有效的人工气道护理，对气道梗阻起着防患于未然的作用。一旦发生气道梗阻，应采取以下措施：调整人工气道位置、气囊气体抽出、试验性插入吸痰管。如气道梗阻仍不缓解，则应立即拔除气管插管或气管切开管，然后重新建立人工气道。

4. **气道出血**　人工气道的患者出现气道出血，特别是大量鲜红色血液从气道涌出时，往往威胁患者生命，需要紧急处理。气道出血的常见原因包括气道抽吸、气道腐蚀等。一旦出现气道出血，应针对原因，及时处理。

5. **气管切开的常见并发症**　气管切开是建立人工气道的常用手段之一。由于气管切开使气流不经过上呼吸道，因此，与气管插管相比，气管切开具有许多优点：易于固定及有利于呼吸道分泌物引流；附加阻力低，而且易于实施呼吸治疗；能够经口进食，可做口腔护理；患者耐受性好。尽管具有上述优点，但气管切开也可引起许多并发症，根据并发症出现的时间，可分为早期、后期并发症。

(1) 早期并发症：指气管切开一般 24 h 内出现的并发症。

①出血：是最常见的早期并发症。凝血机制障碍的患者术后出血的发生率更高。出血部位可能来自切口、气管壁。气管切开部位过低，如损伤无名动脉可引起致命性的大出血。切口部位的动脉性出血需打开切口行手术止血。非动脉性出血可通过油纱条等压迫止血，一般 24 h 内可改善。

②气胸：是胸腔顶部胸膜受损的表现，胸膜腔顶部胸膜位置较高者易出现，多见于儿童、肺气肿等慢性阻塞性肺部疾病患者等。

③空气栓塞：是较为少见的并发症，与气管切开时损伤胸膜静脉有关。由于胸膜静脉血管压力低于大气压，损伤时空气可被吸入血管，导致空气栓塞。患者采用平卧位实施气管切开有助于防止空气栓塞。

④皮下气肿和纵隔气肿：是气管切开后较常见的并发症。颈部皮下气肿与气体进入颈部筋膜下疏松结缔组织有关。由于颈部筋膜向纵隔延伸，气体也可进入纵隔，导致纵隔气肿。皮下气肿和纵隔气肿本身并不会危及生命，但有可能伴发张力性气胸，需密切观察。

(2) 后期并发症：指气管切开 24～48 h 后出现的并发症，发生率高达 40%。

①切口感染：很常见的并发症。由于感染切口的细菌可能是肺部感染的来源，加强局部护理很重要。

②气管切开后期出血：主要与感染组织腐蚀切口周围血管有关。当切口偏低或无名动脉位置较高时，感染组织腐蚀及管道摩擦易导致无名动脉破裂出血，为致死性的并发症。

③气道梗阻：是危及生命的严重并发症。气管切开管被黏稠分泌物附着或形成结痂、气囊偏心疝入管道远端、气管切开管远端开口顶住气管壁、肉芽增生等原因均可导致气道梗阻。一旦发生，需紧急处理。

④吞咽困难：是较常见的并发症，与气囊压迫食管或管道对软组织牵拉影响吞咽反射有关。气囊放气后或拔除气管切开管后可缓解。

⑤气管食管瘘：偶见。主要与气囊压迫及低血压引起局部低灌注有关。

⑥气管软化：偶见。见于气管壁长期压迫，气管软骨退行性变、软骨萎缩而失去弹性。

（二）正压通气相关的并发症

1. **呼吸机相关肺损伤**　呼吸机相关肺损伤指机械通气对正常肺组织的损伤或使已损伤的肺组织进一步加重。

呼吸机相关肺损伤包括气压伤、容积伤、萎陷伤和生物伤。气压伤是由于气道压力过高导致肺泡破裂。临床表现因程度不同表现为肺间质气肿、皮下气肿、纵隔气肿、心包积气、气胸等，一旦发生张力性气胸可危及患者生命，必须立即处理。容积伤是指过大的吸气末容积对肺泡上皮和血管内皮的损伤，临床表现为气压伤和高通透性肺水肿。萎陷伤是指肺泡周期性开放和塌陷产生的剪切力引起的肺损伤。生物伤即以上机械及生物因素使肺泡上皮和血管内皮损伤，激活炎症反应导致的肺损伤，其对呼吸机相关肺损伤的发展和预后产生重要影响。以上不同类型的呼吸机相关肺损伤相互联系相互影响，不同原因呼吸衰竭患者可产生程度不同的损伤。

为了避免和减少呼吸机相关肺损伤的发生，机械通气应避免高潮气量和高平台压，吸气末平台压不超过 30～35cmH_2O，以避免气压伤、容积伤，同时设定合适呼气末正压预防萎陷伤。

2. 呼吸机相关肺炎 呼吸机相关肺炎是指机械通气 48 h 后发生的院内获得性肺炎。文献报道大约 28％的机械通气患者发生呼吸机相关肺炎。气管内插管或气管切开导致声门的关闭功能丧失，机械通气患者胃肠内容物反流误吸是发生院内获得性肺炎的主要原因。一旦发生，会明显延长住院时间，增加住院费用，显著增加病死率。

明确呼吸机相关肺炎的危险因素有助于预防呼吸机相关肺炎的发生。一般认为高龄、高 APACHE Ⅱ 评分、急慢性肺部疾病、Glasgow 评分＜9 分、长时间机械通气、误吸、过度镇静、平卧位等均为呼吸机相关肺炎的高危因素。因此，机械通气患者没有体位改变的禁忌证，应予半卧位，避免镇静时间过长和程度过深，避免误吸，尽早撤机，以减少呼吸机相关肺炎的发生。

3. 氧中毒 氧中毒即长时间吸入高浓度氧导致的肺损伤。FiO_2 越高，肺损伤越重。但目前尚无 FiO_2＞50％引起肺损伤的证据，即 FiO_2＜50％是安全的。当患者病情严重必须吸高浓度氧时，应避免长时间吸入，尽量不超过 60％。

4. 呼吸机相关的膈肌功能不全 1％～5％的机械通气患者存在撤机困难。撤机困难的原因很多，其中呼吸肌的无力和疲劳是重要的原因之一。

呼吸机相关的膈肌功能不全特指在长时间机械通气过程中膈肌收缩能力下降。动物实验证明机械通气可以导致膈肌功能不全，而临床上由于存在多种因素（休克、全身性感染、营养不良、电解质紊乱、神经肌肉疾病、药物等）可以导致膈肌功能不全，因缺乏机械通气对膈肌功能影响的直接证据，因此，临床诊断呼吸机相关的膈肌功能不全很困难。

保留自主呼吸可以保护膈肌功能。研究表明，实施控制通气时，膈肌肌电图显示肌肉活动减少，并且具有时间依赖性，随着时间延长，损伤明显加重，而保留自主呼吸部分可以减轻呼吸机相关的膈肌功能不全。

机械通气的患者使用肌松剂和大剂量糖皮质激素可以导致明显的肌病发生，患者肌肉活检显示肌纤维萎缩、坏死和结构破坏，以及肌纤维中空泡形成。因此，机械通气的患者应尽量避免使用肌松剂和糖皮质激素，以免加重膈肌功能不全。

总之，呼吸机相关的膈肌功能不全导致撤机困难，延长了机械通气和住院时间。机械通气患者尽可能保留自主呼吸，加强呼吸肌锻炼，以增加肌肉的强度和耐力，同时，加强营养支持可以增强或改善呼吸肌功能。

（三）机械通气对肺外器官功能的影响

1. 对心血管系统的影响

(1) 低血压与休克：机械通气使胸腔内压升高，导致静脉回流减少，心脏前负荷降低，其综合效应是心排出量降低，血压降低。血管容量相对不足或对前负荷较依赖的患者尤为突出。在机械通气开始时，快速输液或通过调整通气模式降低胸腔内压多能使低血压改善。另外，机械通气可导致肺血管阻力增加、肺动脉压力升高，影响右室功能。同时，由于左心室充盈不足，导致室间隔左偏，又损害左心室功能。

(2) 心律失常：机械通气期间，可发生多种类型心律失常，其中以室性早搏和房性早搏多见。发生原因与低血压休克、缺氧、酸中毒、碱中毒、电解质紊乱及烦躁等因素有关。一旦患者出现心律失常，应积极寻找原因，进行针对性治疗。

2. 对其他脏器功能的影响

（1）肾功能不全：机械通气引起患者胸腔内压力升高，静脉回流减少，导致抗利尿激素释放增加，导致机体水钠潴留；同时机械通气导致静脉回流减少，使心脏前负荷降低，导致心排出量降低，使肾脏灌注减少，同时使肾小球滤过率下降，可导致肾脏功能不全。鉴于机械通气对肾脏的影响，对于肾脏功能不全的患者或肾脏灌注已明显减少的患者，实施机械通气时应注意机械通气对肾脏的影响，避免肾脏功能的恶化。

（2）消化系统功能不全：机械通气患者常出现腹胀，卧床、应用镇静剂肌松剂等原因可引起肠道蠕动降低和便秘，咽喉部刺激和腹胀可引起呕吐，肠道缺血和应激等因素可导致消化道溃疡和出血。另外，呼气末正压的应用可导致肝脏血液回流障碍和胆汁排泄障碍，可出现高胆红素血症和转氨酶轻度升高。

（3）精神障碍：极为常见，表现为紧张、焦虑、恐惧，主要与睡眠差、疼痛、恐惧、交流困难有关，也与对呼吸治疗的恐惧、对治疗的无知及呼吸道管理造成的强烈刺激有关。因此，对于精神障碍紧张的机械通气患者应做耐心细致的说明，必要时可应用镇静剂和抗焦虑药物。

（四）镇静药与肌松药相关的并发症

1. 当机械通气患者不耐受气管插管、人机对抗或自主呼吸影响氧合时，常应用镇静药。但镇静药的应用可导致血管扩张和心排出量降低，导致血压降低、心率加快。镇静过度抑制了咳嗽反射，使气道分泌物易发生潴留而导致肺不张和肺部感染。因此，在使用镇静药时，应对镇静效果进行评价。

2. 肌松药抑制患者运动，抑制了咳嗽反射，容易引起分泌物潴留，导致或加重肺部感染。部分肌松药可引起组胺释放，诱发或加重支气管哮喘，因此，对哮喘患者应选择组胺释放较弱的肌松药。应用肌松药时，患者必须处于充分的镇静状态，禁止单用肌松药。应用肌松药的患者，通气完全依赖呼吸机，一旦发生呼吸机管道与气管插管脱开或呼吸机发生故障时将会处于完全无通气的“窒息”状态，威胁患者生命。因此，对于应用肌松药的患者，必须重点护理。

二十六、腺病毒感染如何治疗？

目前尚无特效治疗方法，临床上主要采用对症施治，防治继发感染。

（一）一般治疗与病情监测

卧床休息，注意维持水、电解质平衡，密切观察病情变化。定期复查血常规、尿常规、血电解质、肝肾功能、心肌酶谱、T 淋巴细胞亚群（有条件时）和胸部影像学检查等。必要时查血气。

（二）对症治疗

1. 体温高于 38.5℃时给予冰敷、酒精擦浴、降温毯等物理降温措施。效果不佳者可予化学药物降温。

2. 咳嗽剧烈者可给予镇咳药。

3. 大量出汗者注意补液及纠正水、电解质失衡。

（三）抗病毒治疗

目前尚无循证医学证据的有效抗病毒药物。可考虑使用以下药物，早期应用可能有缩短病程、减轻症状的作用。

1. **利巴韦林** 静脉滴注，0.4～0.6 g /次，1 次 /12 h。个别患者使用利巴韦林可能出现恶心、呕吐等消化道症状，敏感体质者可致轻度溶血性贫血。

2. **干扰素** 干扰素是一种广谱抗病毒药。当病毒感染后，机体产生干扰素的能力下降，加用外源性干扰素可增强抗病毒能力。给药方法包括肌内注射、静脉滴注、皮下注射、雾化吸入和滴鼻，对多种病毒性疾病均有疗效，可显著缩短病毒排出时间，且副作用小。它可抑制病毒进入细胞内，并阻断病毒的蛋白核酸合成和复制病毒所需的酶的合成。还抑制病毒颗粒的装配，使病毒繁殖受到抑制；同时具有免疫调节作用，增强吞噬功能及 T 细胞、B 细胞的免疫功能。使用小剂量干扰素可增强免疫功能，促进抗体的合成，并可启动自身干扰素的产生，增强自然杀伤细胞（NK 细胞）的活性作用来达到治疗目的。腺病毒的某些血清型和基因组型对干扰素不敏感，而有些则很敏感，如 ADV7d 对干扰素敏感，毒力强的 7b 对干扰素敏感性较差，而毒力相对弱的 3 型敏感性较强。早期、足量应用人干扰素治疗腺病毒肺炎可缩短热程，促进中毒症状的改善，减少并发症特别是细菌感染。并且在控制呼吸困难、促进肺部啰音消失及减少住院时间、病灶吸收速度等方面具有一定的效果。

3. **输血、输血浆或应用丙种球蛋白** 可能起到支持作用。丙种球蛋白是由人体淋巴系统的 B 细胞产生的蛋白，是人体免疫系统的主要效应分子。静脉注射丙种球蛋白既有明显的抗病毒、抗细菌作用，又有广泛的免疫调节作用。治疗后复查免疫功能均明显增强，提示其治疗效应可能是丙种球蛋白具有免疫调整作用，使低于正常的免疫功能恢复正常的结果。静脉应用丙种球蛋白可使全身感染的疾病严重程度改善，受损脏器的个数减少，休克发生率、病死率下降，ICU的住院天数和呼吸机应用天数缩短。国内外研究表明，早期静脉应用丙种球蛋白加其他综合疗法可使病毒性疾病早期得到控制。应用大剂量丙种球蛋白可调节腺病毒肺炎患者的免疫功能，加速呼吸道腺病毒的清除，从而促进疾病恢复并改善其预后。

4. **三氮唑核苷** 为一种强的单磷酸次黄嘌呤核苷（IMp）脱氢酶抑制剂，抑制Mp，从而阻碍病毒核酸的合成。具有广谱抗病毒性能，对多种病毒有抑制作用。

5. **更昔洛韦** 在体内可被转化为三磷酸更昔洛韦（GCV-TP），通过竞争性抑制三磷酸脱氧鸟苷嵌入延伸的病毒DNA聚合酶；GCV-TP释放焦磷酸后，单磷酸更昔洛韦嵌入病毒DNA链的末端，减缓病毒的复制。与病毒唑不同，更昔洛韦不是单纯的DNA链终止剂，而是抑制病毒的DNA的合成，并通过减缓病毒DNA的延伸而抑制病毒的复制。

（四）糖皮质激素治疗

抑制过强的免疫病理反应，减轻严重的炎症病理损伤。符合下列之一者考虑应用糖皮质激素。

1. 持续高热≥39℃，同时肺部影像学出现多发或大片实变和（或）阴影，短期内进展迅速。

2. 有明显呼吸窘迫，达到急性肺损伤或ARDS诊断标准。用法：成人推荐剂量甲泼尼龙 80～320 mg/d，具体剂量可根据病情及个体差异调整。应同时给予制酸剂和胃黏膜保护剂，并注意骨缺血性改变和继发感染，如细菌和（或）真菌感染，结核患者须警惕原已稳定病灶的复发和扩散。

（五）免疫调节治疗

胸腺肽、丙种球蛋白等非特异性免疫增强剂可酌情使用。

（六）抗菌药物的使用

合并细菌感染者，根据病原可使用阿奇霉素或三代头孢菌素等抗菌药物。

（七）中医中药治疗

早期可使用莲花清瘟胶囊、银黄类制剂等口服中药制剂，也可使用痰热清、热毒宁、清开灵等静脉用制剂。

（八）危重型肺炎治疗

少数腺病毒肺炎病例病情急剧进展，出现Ⅰ型呼吸衰竭，进展至急性肺损伤或 ARDS，甚至死亡。因此对重症患者必须严密动态观察，加强监护，及时给予呼吸支持，合理使用糖皮质激素，加强营养支持和器官功能保护，注意水、电解质和酸碱平衡，预防和治疗继发感染，及时处理并发症。

（九）病情监测

加强对生命体征、出入液量、心肌酶谱、动脉血气、凝血功能、血糖及重要脏器功能的监测。肺部影像学 2～3 d 复查。

（十）对症支持治疗

鼓励患者进食易消化食物。当病情恶化不能正常进食时，应及时给予临床营养支持，采用肠内营养与肠外营养相结合的方法，非蛋白热量 105～126 kJ（25～30 kcal）/（kg·d），适当增加脂肪比例以减轻肺的负荷。中/长链混合脂肪乳剂对肝功能及免疫功能的影响小。蛋白质入量为 1.0～1.5 g /（kg·d）。注意补充水溶性和脂溶性维生素。尽量保持血浆白蛋白在正常水平。酌情使用丙种球蛋白、胸腺素 α 等免疫增强剂。

（十一）呼吸支持治疗

对危重症患者密切监测动脉血气，腺病毒肺炎患者通气功能一般尚可，换气功能明显障碍。若动脉 PaO_2 和 SpO_2 下降，应及时处理。

1. 氧疗　重症腺病毒肺炎病例，即使在安静状态下无缺氧表现，也应予持续鼻导管吸氧。有低氧血症者，常需较高氧流量，应使 SpO_2 维持在 93%或以上，如鼻导管吸氧不能改善时可选用面罩。应尽量避免脱离（如上洗手间）或缩短（如医疗检查等）氧疗时间的活动。

2. 无创正压人工通气（NIPPV）　可改善呼吸困难，改善肺氧合功能，帮助患者度过危险期，有可能减少有创通气的应用。应用指征如下。

（1）呼吸频率＞30 次/分。

（2）吸氧 5 L /min 条件下，SpO_2＜93%。

禁忌证为：①有危及生命的情况，需要紧急气管插管；②意识障碍；③呕吐、上消化道出血；④气道分泌物多，排痰能力障碍；⑤不能配合 NIPPV 治疗；⑥血流动力学不稳定和有多器官功能损害。

3. **有创正压人工通气** 对危重症腺病毒肺炎患者实施有创正压人工通气的指征如下。

(1) 不能耐受 NIPPV 治疗，或 NIPPV 治疗情况下呼吸困难无改善，氧合功能改善不满意，PaO_2＜70 mmHg，并有病情恶化趋势。

(2) 出现危及生命的临床表现或多器官衰竭，需要紧急进行气管插管抢救。

4. **糖皮质激素的应用** 对于重症且达到急性肺损伤标准的腺病毒肺炎病例，应及时使用糖皮质激素，以减轻肺渗出、损伤，并改善肺的氧合功能。成人剂量相当于甲泼尼龙 80～320 mg/d，具体可根据病情及个体差异调整。症状缓解、体温控制且肺部病变稳定后逐渐减量停用。

5. **东莨菪碱的应用** 可减少肺渗出，改善末梢循环，对肺部渗出明显或末梢循环不佳者可酌情使用。

6. **抑酸药物的应用** 危重症且使用糖皮质激素者易发生应激性溃疡，须应用质子泵抑制剂奥美拉唑等，一般为 40 mg，静滴或莫菲管滴入，1 次/d。

（十二）其他治疗

发生休克时应予以抗休克治疗，出现其他脏器功能损害时予以相应支持治疗。

（十三）继发感染的预防和治疗

危重症患者尤其是使用糖皮质激素者，应密切监测并及时处理继发感染。

二十七、丙种球蛋白治疗腺病毒肺炎疗效如何？

应用大剂量丙种球蛋白可调节腺病毒肺炎患儿的免疫功能。加速呼吸道中腺病毒的清除，从而促进疾病恢复并改善其预后。其机制为

1. 阻断细胞表面 Fc 受体，抑制细胞因子生成。

2. 减轻支气管肺泡中炎症因子的释放，抑制抗原和抗体复合物的形成，进一步减少变态反应的发生。

3. 减少肺泡渗出，避免痰液堵塞管道，降低肺实变的发生。

4. 提高免疫功能，促进胸腺分泌 IgM、CD_4、CD_8 的水平，阻断病毒细胞表面 Fc 受体的表达，抑制 MCH-Ⅱ与病毒结合的能力。

二十八、重症腺病毒肺炎主要临床表现有哪些？

中毒症状重，高热可长达 3～4 周，大部分有循环和中枢神经系统及 DIC 等并发症，肺部病变长达 1～4 个月之久，肺部湿啰音长时间不消失。极重型可发生 DIC。腺病毒性肺炎时，若在发病后高热持续 10～14 d 以上而不见好转，或热已有下降趋势后又复上升，或病情一度减轻而又恶化时，应注意有继发细菌感染的可能。Korppi 观察报道，在呼吸道腺病毒感染累及下呼吸道，特别是肺炎时，合并细菌感染是常见的。此时痰呈黄色，痰液或咽拭子细菌培养阳性，常见致病菌为金黄色葡萄球菌、肺炎球菌、大肠埃希菌等。此时 X 线检查可见肺部病变增多或出现新的病变。末梢血白细胞及中性粒

细胞增高，核左移或粒细胞出现中毒颗粒。病情较一般腺病毒性肺炎更为严重。此外，腺病毒性肺炎的患儿还可合并呼吸道合胞病毒（RSV）或副流感病毒感染，此时患者病情也较单纯腺病毒性肺炎时严重。病情的严重程度及预后与年龄、病毒型的毒力、免疫功能、是否继发细菌或其他病毒感染均有关。如年幼儿童病毒感染较年长儿童强；7 型较 3 型为重；21 型可留下远期肺部损害，如肺不张、肺纤维化，这种损害可能是闭塞性毛细支气管炎所造成。麻疹合并腺病毒性肺炎的临床特点除具备腺病毒性肺炎一般特点外，病情均较重，病程迁延，恢复较慢，严重并发症较多，尤以心肌炎、喉炎是致死主要原因，小年龄组病死率较高，有的病例发疹不典型，而以肺炎表现为主，应引起重视。

各系统临床表现如下。

1. 呼吸道症状　多数患儿自起病即有频繁咳嗽，呼吸道分泌物黏稠不易咳出，4～6 d 以后逐渐出现憋喘、发绀、鼻翼扇动、三凹征、梗阻性呼吸困难或呼吸衰竭。肺部物理征出现较晚是腺病毒性肺炎的特点。发病早期呼吸音粗，发热 4～5 d 后方可出现肺部体征。叩呈浊音，呼吸音减低或干啰音，肺实变时可闻管状呼吸音，以后渐可闻及湿啰音或捻发音，且日渐增多，并有肺气肿征象。部分重症病例第 2 周合并胸膜反应或少量胸腔积液，胸腔积液可分离出腺病毒。

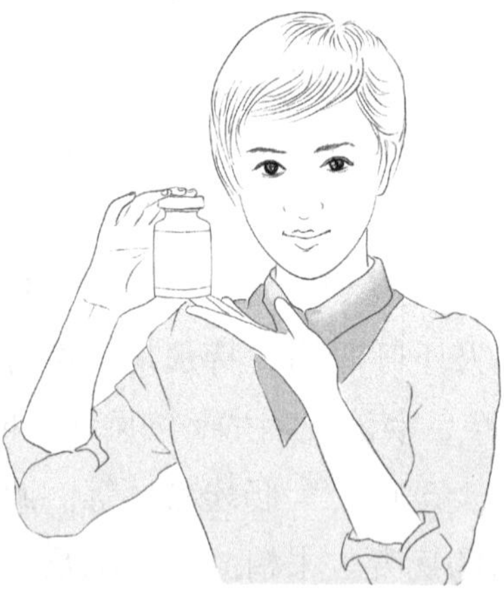

2. 神经系统症状　于发

病 3～5 d 后，即可出现精神萎靡、烦躁与嗜睡交替，随着病情进展可出现抽搐、昏迷、中毒性脑病。有时可有脑膜刺激征、腺病毒脑膜脑炎，或两侧瞳孔不等大、呼吸节律改变，出现脑水肿、脑疝。脑脊液一般无明显异常。

3. **循环系统症状**　起病后常有面色苍白、发灰或发绀，皮肤花斑，四肢发凉，心率增快，心音低钝，可合并心肌炎。有 30%～50%的重症于发病后 6～14 d 出现心力衰竭：尿少、水肿、心率增加、肝脾肿大。心电图表现：一般为窦性心动过速，T 波或 ST 段改变及低电压。个别可出现一至二度房室传导阻滞，偶有肺性 P 波。

4. **消化系统**　腺病毒在肠道内繁殖，持续高热及缺氧均影响消化系统功能，严重者胃肠毛细血管通透性增加，有半数以上的腺病毒性肺炎患者有轻度呕吐、腹泻、食欲减退、重者有腹胀、中毒性肠麻痹或消化道出血、呕吐咖啡样物、大便潜血试验阳性。

5. **泌尿系统**　有报道 11 型腺病毒性肺炎可以在急性期出现轻微蛋白尿、少量细胞，严重者可引起急性出血性膀胱炎，有尿频、尿痛、血尿等症状，尿液可分离出腺病毒。

6. **网状内皮系统症状**　肺炎早期即可有肝脾增大及全身淋巴结不同程度的增大且消退缓慢。个别病例血清蛋白降低和转氨酶升高，提示肝脏受损。

7. **其他**　部分病例早期可出现红色丘疹，斑丘疹和猩红热样皮疹。早期易被误诊为麻疹、猩红热，扁桃体上石灰样小白点的出现率虽不高，也是本病早期比较特殊的体征。

二十九、不明原因的肺炎如何诊断?

不明原因肺炎的诊断流程见图 2-3。

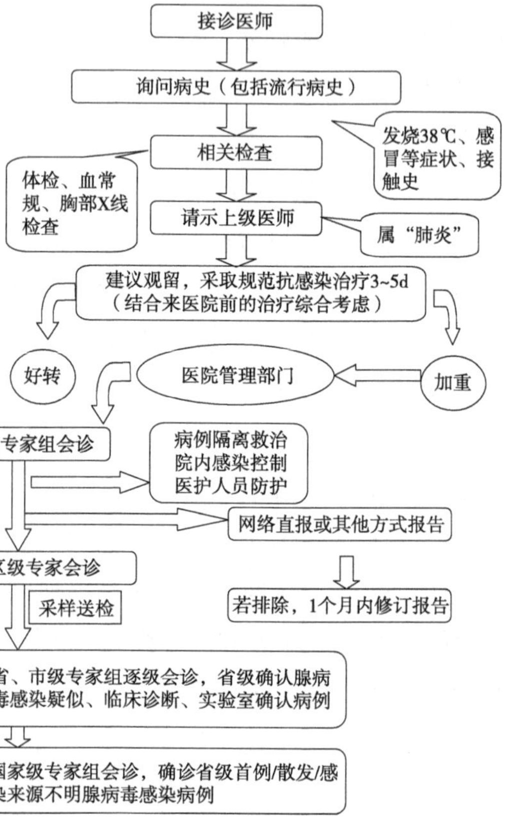

图 2-3　不明原因肺炎诊断报告流程

三十、如何诊断重症腺病毒肺炎?

（一）腺病毒肺炎诊断主要依据

1. 体老体弱者多见。

2. 持续高热，稽留热或弛张热型，咽峡炎，结膜炎和麻疹样的皮疹。

3. 中毒症状重，早期即有嗜睡。

4. 肺部体征出现较迟，一般在高热 4～5 d 后可听到湿性啰音。

5. 经抗生素治疗无效。

6. 在肺部体征不明显时，X 线检查已出现片状阴影。

7. 血白细胞总数较低，绝大多数病例从不超过 12.0×10^9/L，中性粒细胞多<0.7，中性粒细胞的碱性磷酸酶及四唑氮蓝染色较化脓性细菌感染时数值低下。

出现以上临床表现时可疑为腺病毒感染。有条件时应做咽拭子病毒分离及双份血清抗体检查或免疫荧光技术、各种酶技术、放射免疫试验以及血凝和细胞吸附技术等早期快速诊断方法，以确定诊断。但最后确诊依赖于临床、病毒学和血清学的综合分析。

（二）重症腺病毒肺炎的诊断标准

重症腺病毒肺炎诊断标准，可参照美国感染疾病协会/美国胸科协会（IDSA /ATS）标准以及 CURB-65 评分。

1. IDSA/ATS 主要标准

（1）要有创机械通气。

（2）感染性休克需要血管收缩剂治疗。

（3）小板减少（血小板<10.0×10^9/L）。

（4）低血压，需要强力的液体复苏。

（5）意识障碍/定向障碍。

（6）氮质血症（BUN≥20 mg/dl）。

2. IDSA/ARS 次要标准

（1）呼吸频率≥30 次/min。

（2）氧合指数（PaO_2 /FiO_2）≤250。

（3）多肺叶浸润。

（4）低体温（体温<36℃）。

（5）白细胞减少（WBC<4.0×10^9/L）。

符合1项主要标准或3项次要标准以上者可诊断为重症肺炎，考虑收入ICU治疗。

3. CURB-65 **评分**

（1）意识模糊（经特定的精神检测证实，或患者对人物、地点、时间的定向障碍）。

（2）BUN> 7 mmol /L（20 mg /dl）。

（3）呼吸频率≥30次/分。

（4）低血压（收缩压<90 mmHg，或舒张压≤60 mmHg）。

（5）年龄≥65岁。

取其首字母缩写即为CURB-65。

CURB-65评分0～1分的患者应门诊治疗，2分者应住院治疗，≥3分者则需进入ICU。

（三）55型腺病毒“病重”“病危”诊断标准

1. 符合以下任何一项的55型腺病毒感染患者可判为“病重”病例。

（1）持续高热，体温>39.0℃超过5 d，且伴有频繁剧烈刺激性咳嗽。

（2）呼吸、心率加快，呼吸频率>30次/分或心率>100次/分（除外因体温升高引起的心率增快）。

（3）肺部阴影进展，阴影范围超过1个肺叶。

（4）动脉血氧分压<70 mmHg，和（或）血氧饱和度<90%。

（5）吸氧或面罩吸氧不能改善动脉血氧分压。

2. 符合以下任何一项的 55 型腺病毒感染患者，可判定为“病危”病例。

(1) 精神萎靡，血压下降，下降值大于基础血压的 20%。

(2) 呼吸衰竭 (动脉血氧分压<60 mmHg)。

(3) 肺部阴影进一步扩大，出现大片磨玻璃状或实变影，波及多叶或双肺。

(4) 需要呼吸机辅助治疗。

(5) 外周血液中白细胞、血小板计数进行性下降，并出现多器官功能不全。

(6) 凝血功能明显异常，出现 DIC。

三十一、重症腺病毒肺炎应如何救治?

(一) 一般治疗和重点监护

一般治疗及病情监测与非重症患者基本相同，但重症患者还应加强对生命体征、出入液体量、心电图、血气分析、凝血功能、重要脏器功能及血糖水平进行重点监测。

(二) 呼吸机支持治疗

氧疗和机械通气用于治疗严重低氧血症通过吸氧不能改善者。在需要机械通气的重症肺炎中，严重低氧血症的主要病理生理机制是存在肺内分流和通气-血流比例失调，通气-血流比值降低。轻到中度肺炎的患者分流量达到心输出量的 10%以上，低通气-血流比值的区域达到血流量的 10%以上。需要机械通气的患者，肺内分流量和低通气-血流比值的区域都达到心输出量的 50%。无效腔增加到肺泡通气量的60%。平均肺动脉压可能轻到中度增高到35 mmHg。这些气体交换障碍，部分原因是由于精氨酸等舒血管性代谢产物的释放，部分地抵消了缺氧性肺血管的收缩。对不需要立即插管的低氧血症或呼吸窘迫患者，可试用NIV（无创通气）。在COPD患者可减少25%的插管需要。咳痰无力、痰多限制了NIV的应用。在最初的1～2 h,呼吸次数、氧合未改善，$PaCO_2$未下降，需及时改用有创通气。对需要插管的患者，延长NIV时间会增加不良结局。NIV对ARDS没有益处，而双肺肺泡浸润的CAP患者与ARDS几乎不能鉴别。对于有严重低氧血症的患者（$PaO_2/FiO_2<150$）也不适合NIV。因此，对$PaO_2/FiO_2<150$、双肺肺泡浸润患者应及时插管，行有创通气。对双侧弥漫性肺炎和ARDS应低潮气量通气（6 ml/kg理想体重）。经供氧和机械通气仍难以缓解的严重或难治的低氧血症，临床上对于单侧肺炎，调整患者体位到“健侧肺向下”，通过使通气好的区域增加血流量，可以使PaO_2平均增加10～15 mmHg。同样的道理，对于病变主要位于双肺背部的患者可进行俯卧位通气。

1. 持续气道正压和双水平正压通气是最常用的两种通气模式，后者最为常用。

持续气道正压（continuous positive airway pressure，CPAP）是在自主呼吸条件下，整个呼吸周期以内（吸气及呼气期间）气道均保持正压，适用于通气功能正常的低氧患者，CPAP具有PEEP的各种优点和作用，如增加肺泡内压和功能残气量，增加氧合，防止气道和肺泡的萎陷，改善肺顺应性，降低呼吸功，对抗内源性PEEP；设定CPAP应根据PEEPi和血流动力学的变化，CPAP过高增加气道压，减少回心血量，对心功能不全的患者血流动力学产生不利影响。但在CPAP时由于自主呼吸可使胸膜腔内压较相同

PEEP 时略低。

双相气道正压通气（biphasic positive airway pressure，BIPAP）是指给予两种不同水平的气道正压，BIPAP 通气时气道压力周期性地在高压水平和低压水平之间转换，每个压力水平，压力时间均可独立调节，可转化为反比 BIPAP 或气道压力释放通气（APRV）；BIPAP 通气时患者的自主呼吸少受干扰，当高压时间持续较长时，增加平均气道压，可明显改善患者的氧合；BIPAP 通气时可由控制通气向自主呼吸过渡，不用变更通气模式直至呼吸机撤离。该模式具有压力控制模式特点，但在高压水平又允许患者自主呼吸；与 PSV 合用时，患者容易从控制呼吸向自主呼吸过渡。

双水平正压通气有两种工作方式：自主呼吸通气模式（S 模式，相当于 PSV＋PEEP）和后备控制通气模式（T 模式，相当于 PCV＋PEEP）。因此，BIPAP 的参数设置包括吸气压（IPAP），呼气压（EPAP）及后备控制通气频率。当自主呼吸间隔时间低于设定值（由后备频率决定）时，即处于 S 模式；自主呼吸间隔时间超过设定值时，即由 S 模式转向 T 模式，即启动时间切换的背景通气 PCV。在 ACPE 患者首选 CPAP，如果存在高碳酸血症或呼吸困难不缓解可考虑换用 BIPAP。

BIPAP 参数调节原则：IPAP/EPAP 均从较低水平开始，患者耐受后再逐渐上调，直到达满意的通气和氧合水平，或调至患者可能耐受的水平。

应用 NPPV 1～2 h（短期）病情不能改善应转为有创通气。对于能够成功应用 NPPV 的患者的特征是：基础病情较轻，应用 NPPV 后血气能快速明显改善，呼吸频率下降。可能失败的相关因素为：较高的 APACHE Ⅱ 评分，意识障碍或昏迷，对 NPPV 的初始治疗反应不明显，胸片提示肺炎，呼吸道分泌物很多，高龄，满口缺齿，营养不良等。

2. 同步间歇指令通气（synchronized intermittent mandatory ventilation，SIMV）通过设定 IMV 的频率和潮气量确保最低分钟量；SIMV 能与患者的自主呼吸同步，减少患者与呼吸机的对抗，减低正压通气的血流动力学影响；通过调整预设的 IMV 的频率改变呼吸支持的水平，即从完全支持到部分支持，减轻呼吸肌萎缩；用于长期带机的患者的撤机；但不适当的参数设置（如流速及 VT 设定不当）可增加呼吸功，导致呼吸肌疲劳或过度通气。

3. 压力支持通气（pressure support ventilation，PSV）属部分通气支持模式，适用于完整的呼吸驱动能力的患者，当设定水平适当时，则少有人-机对抗，减轻呼吸功；PSV 是自主呼吸模式，支持适当可减轻呼吸肌的失用性萎缩；对血流动力学影响较小，包括心脏外科手术后患者；一些研究认为 5～8cmH$_2$O 的 PSV 可克服气管导管和呼吸机回路的阻力，故 PSV 可应用于呼吸机的撤离；当出现浅快呼吸患者，应调整 PS 水平以改善人-机不同步；当管路有大量气体泄露，可引起持续吸气压力辅助，呼吸机就不能切换到呼气相。

4. 高频振荡通气（HFOV）是目前所有高频通气中频率最高的一种，可达 15～17Hz。主要用于重症 ARDS 患者：FiO$_2$＞0.6 时 PaO$_2$ /FiO$_2$＜200 持续＞24 h，并且平均气道压（MAP）＞20cmH$_2$O（或 PEEP＞15cmH$_2$O），或氧合指数＞20（氧合指数＝平均气道压×吸入氧浓度×100/氧分压）。HFOV 在改善氧合方面较常规通气有一定优势，病死率有降低趋势（52%～37%），但血流动力学指标及气压伤发生率无显著性差异 。因此，HFOV 应视为具有与常规通气具有相同疗效和安全性的一种呼吸支持手段，早期应用可能效果更好。

（三）糖皮质激素

对腺病毒重症肺炎达到急性肺损伤标准的病例，应及时规律地使用糖皮质激素，以减轻肺的渗出、损伤，并改善肺的氧合功能。在目前主张大剂量短程疗法即氢化可的松 3 mg /kg，每 6 h 静注 1 次，或地塞米松每日 0.5～1.0 mg /kg，一般用药 1～3 d，情况好转后迅速撤离。

（四）免疫调节

免疫调节治疗这种治疗的原理是通过增强多形核白细胞的肺内趋化以及其对细菌病原体的杀菌活性，调节免疫反应。用 G-CSF 治疗重症肺炎和败血症患者，在降低死亡率和器官衰竭方面都有良好效果趋势。在最近一项关于中性粒细胞减少重症肺炎患者的单相研究中，当用 G-CSF 75～600 μg /d 的剂量，联合适当的抗生素治疗时，G-CSF 治疗是安全的。另外，静滴大剂量的免疫球蛋白（200～300 mg /kg)，也有报道可以改善预后。

（五）抑酸药物

病情危重患者，加上使用糖皮质激素，容易并发消化道应激性溃疡，此时可应用质子泵抑制剂，预防消化道溃疡应激性出血的发生。

（六）营养支持治疗

1. 重症肺炎因炎症、发热、低氧血症、呼吸功增加及交感神经系统兴奋等因素可使患者处于高代谢状态，故治疗初即应予以营养支持。

2. 营养支持方案：采用高蛋白、高脂肪、低碳水化合物的胃肠外营养液，蛋白质、脂肪、碳水化合物的热卡比例分别为20%、20%～30%，50%，每天的蛋白质摄入量为1.5～2.0 g /kg，热氮比为150～180 kcal∶1 g，危重患者可高达200～300 kcal∶1 g，每天适量补充各种维生素及微量元素。依据临床情况调整电解质用量，尤其注意补充影响呼吸功能的钾、镁、磷等元素。

3. 营养支持的途径和方法：重症肺炎一般采用全肠道内营养(TEN)，通过鼻插管、胃肠道造瘘的方法予以支持治疗，通常选择对患者较易接受的鼻胃插管。肠道内营养为营养支持的最佳途径，因为它符合肠道生理过程，降低呼吸衰竭患者的上消化道出血的发生率；避免营养液对患者肝脏实质的影响（肝脂肪变性)，操作技术、护理要求相对简便，并可避免肠道外营养过程中易出现的可怕的并发症。

肠道外营养（PN)，又可分部分肠外营养（PPN）和全肠外营养（TPN)。通过外周静脉和深静脉营养予以治疗，具体选择取决于营养液的剂型、成分、渗透浓度以及外周静脉条件。

（七）预防和治疗继发感染

重症患者免疫力会有明显下降，因此，需密切监测继发感染，及时处理。

三十二、腺病毒肺炎合并细菌感染时如何选择抗菌药物初始治疗？

若未在就诊后8 h内给予初始抗菌治疗，患者在随后30 d内的病死率将明显增加；若在就诊后4 h内及时给予抗生素，可以降低肺炎病死率。因此，一旦诊断成立，在留取微生物检验标本的同时，应立即进行经验型抗菌治疗。

1. 对于不存在铜绿假单胞菌感染高危因素者的选择

(1) 头孢噻肟或头孢曲松＋大环内酯类。

(2) 喹诺酮类＋氨基苷类。

(3) 静脉注射β内酰胺类＋酶抑制剂（如阿莫西林克拉维酸、氨苄西林舒巴坦）＋大环内酯类。

(4) 厄他培南＋静脉注射大环内酯类。

2. 对于存在铜绿假单胞菌感染高危因素者的选择

(1) 具有抗假单胞菌活性的β内酰胺类（如头孢他啶、头孢吡肟、哌拉西林、他唑巴坦、头孢哌酮、舒巴坦、亚胺培南、美罗培南等）＋静脉注射大环内酯类必要时还可同时联用氨基苷类。

(2) 具有抗假单胞菌活性的β内酰胺类抗生素＋静脉注射喹诺酮类。

(3) 静脉注射环丙沙星或左氧氟沙星＋氨基苷类。

三十三、重症混合感染治疗方案如何调整?

在经验性治疗 48～72 h 后，应对病情进行重新评估。

治疗有效者（体温下降、呼吸道症状改善、白细胞恢复正常和 X 线病灶吸收）继续原治疗方案，不必顾忌病原学结果；症状无改善或一度改善又复恶化，需考虑下列可能。

1. 药物未能覆盖致病菌或细菌耐药。

2. 特殊病原体感染，如结核分枝杆菌、真菌等。

3. 出现脓胸、胸外迁徙性病灶等并发症。

4. 非感染性疾病被误诊为肺炎。

这时应仔细查体和进行相关性检查，明确治疗失败原因，并将病原学检查结果结合临床，合理调整抗菌治疗方案。若怀疑为非感染性肺病，或特殊病原体感染而常规检查不能明确，或已用多种抗生素治疗无效者，在权衡利弊后可以采取创伤性诊断技术。

三十四、腺病毒感染的主要免疫反应有哪些?

腺病毒感染一般为自限性，感染后可获得长期持续的特异性免疫力，中和抗体损伤作用重要。一般情况下，病毒感染时，人体免疫系统能够激发体液免疫和细胞免疫反应并逐渐控制感染、清除病毒。感染早期（病初 1～3 d）出现病毒血症时，从患者血清和鼻、咽分泌物中可以检测到病毒核酸。腺病毒感染后可诱发较强的免疫反应，产生特异性抗体。一般发病后 1 周，患者体内的 IgM 开始产生，7～10 d IgG 开始产生，随后逐渐升高。机体对同型腺病毒再感染可产生有效免疫。A、B 组病毒在某些新生动物可诱发肿瘤，对人未发现致癌作用。

三十五、腺病毒感染常见的后遗症有哪些?

腺病毒下呼吸道感染存活者有 14%～60%可遗留不同程度的肺部后遗症。而且急性期肺炎越严重后遗症的发生率就越高。腺病毒 3、7、21 型均可引起后遗症，尤以 7 型的病死率高、后遗症多，在一项 29 例的 7 型腺病毒感染报告中，62%为严重的肺感染如毛细支气管炎、坏死性毛细支气管炎、肺炎，14%有永久性肺损害，病死率为 34.5%。腺病毒肺炎常遗留的后遗症有闭塞性细支气管炎、单侧透明肺、支气管扩张、间质纤维化等。随着诊断技术的提高，对腺病毒肺炎的后遗症闭塞性细支气管炎、单侧透明肺有了更清晰的认识。

（一）闭塞性细支气管炎

闭塞性细支气管炎（bronchilitis obliterans，BO）也称为闭塞性毛细支气管炎，是由小气道炎症病变引起的慢性气流阻塞的临床综合征。病变部位累及细支气管和肺泡小管，肺实质几乎不受累。腺病毒是引起感染性 BO 最常见的病原。

在一项引起闭塞性细支气管炎的危险因素的研究中，腺病毒毛细支气管炎和机械通气是较强的、独立的危险因素。另一项研究将腺病毒肺炎和非腺病毒肺炎进行比较，发现腺病毒肺炎中有 2 例死亡，存活的 46 例中有 5 例发生 BO；而非腺病毒的 70 例肺炎中无死亡病例，也无发生后遗症的病例。在最近的腺病毒肺炎的 5 年随访的研究中发现，几乎一半（47.7%）的腺病毒肺炎患者发展为 BO。而且发展 BO 的危险因素主要为急性期需 ICU 住院、机械通气、需氧治疗和全身激素的应用，急性期重症比轻症患者更易发展为 BO。

腺病毒为 DNA 病毒，在感染机体细胞内复制的周期中，可引起细胞的溶解和死亡。在引起坏死的过程中，中性粒细胞、炎性介质也起着重要作用。研究表明重症腺病毒肺炎的患儿体内 IL-6、IL-8、TNF 增高。IL-6 可激活补体，引起细胞的损害，上调黏附因子和其他细胞因子的表达，从而加强炎性反应。IL-8 是最强的中性粒细胞和 T 淋巴细胞激活和趋化因子，在炎性反应过程中起着关键作用，它可激活中性粒细胞的溶酶体酶的释放、氧自由基的释放等功能，从而破坏肺组织。

腺病毒肺炎的病理为坏死性毛细支气管炎、坏死性的肺浸润。坏死性的小气道上皮和黏膜下纤维化，瘢痕的形成导致细支气管腔向心性狭窄和破坏，可见黏液栓、慢性炎症。纤维化组织部分或完全阻塞细支气管、肺泡小管。管腔内充满大量的炎症渗出物以及管腔内坏死物质机化后均可阻塞导致闭塞性细支气管炎。感染后的BO为狭窄性闭塞性的细支气管炎。腺病毒肺炎的病情重，BO发生率高，其他病原如流感病毒、麻疹病毒、肺炎支原体的呼吸道感染也有遗留BO的报道，但均较腺病毒肺炎所致者远为少见。其他原因如胃食管反流、肺移植术后等都可引起BO，Stevens-Johnson综合征也可并发BO。

Myers和Colby根据组织学特点将BO分为两大类型。

1. 狭窄性细支气管炎，为不同程度的慢性炎症或纤维化的阻塞。

2. 增生性细支气管炎，即管腔内肉芽组织阻塞，同时肺泡内也有肉芽组织的存在。由于两者的临床和预后不同，现已分别指两种疾病，前者为通常所说的闭塞性细支气管炎，后者为闭塞性细支气管炎伴机化性肺炎。儿童BO组织学变化大，从轻的细支气管炎到细支气管、气管被纤维化组织完全阻塞均可见。早期毛细支气管上皮坏死和黏膜、黏膜下、毛细支气管周围以及毛细支气管腔炎症渗出，渗出的炎症细胞有淋巴细胞、浆细胞和中性粒细胞，单核细胞主要在毛细支气管壁，中性粒细胞主要在毛细支气管腔。毛细支气管扭曲并包含黏液栓。进一步导致黏膜下纤维化，并发展到毛细支气管腔，管腔减小最后闭塞，不可逆。因此需早期积极治疗，防止疾病的进展。

BO患者临床表现为慢性咳嗽、喘，运动耐受性差，重者可有三凹征。喘鸣音和湿啰音是最常见的体征。患儿往往在急性感染或肺损伤后持续出现以上症状达数个月或数年。并且咳、喘、湿啰音、胸部X线的过度充气可因以后的呼吸道感染而加重。重者BO症状持续，多死于呼吸衰竭；存活者症状可渐减轻，住院次数减少，但影像学检查结果无改善。BO 患者的高分辨率 CT（HRCT）扫描显示片状分布的马赛克灌注，支气管扩张、支气管壁增厚和气体潴溜。马赛克灌注征为肺密度减低区域合并血管管径的细小，通常边界不清。相邻的肺密度增高区域血管影粗，表明灌注增高。有文献报道比较 14 例 BO 患儿和 22 例严重哮喘患儿的 HRCT 显示 BO 呼气相的气体潴溜占 100%，为 BO 最常见的表现。其次为支气管壁增厚占 93%，毛玻璃样改变占 50%，马赛克征占 50%，但严重哮喘患儿的 CT 可见呼气相气体潴溜和支气管壁增厚，但马赛克征象很少见，因此认为马赛克征象的出现高度提示 BO 的诊断。

在报道的 20 例感染后 BO 的 HRCT 研究中，所有患者均有气体潴溜和马赛克征象。5 例有支气管扩张，6 例有肺不张。肺通气和灌注扫描显示通气和灌注的缺损或减弱，而且通气灌注区域与影像学支扩、支气管增厚的区域一致。通气（灌注）扫描（ventilation scan）和 HRCT 是无创性检查诊断 BO 的重要手段。近年来研究认为 HRCT 和肺功能实验可作为临床诊断的依据。感染后 BO 诊断标准为急性感染后持续的阻塞症状如喘息、湿啰音、气短持续 6 周以上；HRCT 示支气管扩张和马赛克征象；排除其他肺疾病如囊性纤维性变（CF）、异物吸入、先天异常、结核、艾滋病（AIDS）和其他免疫缺陷。

目前 BO 治疗困难，多数采取持续使用糖皮质激素和支气管舒张剂，同时联合其他支持治疗，应强调多学科协同治疗。长期使用糖皮质激素虽不能逆转已形成的气道阻塞，但可减轻气道高反应性和继发于病毒感染或过敏的支气管狭窄。临床未及时使用糖皮质激素的 BO 病例几乎均遗留肺影像学改变，肺功能逐渐恶化。但糖皮质激素使用途径、剂量、疗程无统一标准。有学者推荐口服泼尼松

1～2 mg／(kg·d)，足量用1～3个月后依病情逐渐减量，总疗程1年，病重者治疗初期可给予甲基泼尼松龙1～2 mg／(kg·d)静脉滴注，3～5 d后改为口服泼尼松治疗。在全身糖皮质激素治疗同期可辅以糖皮质激素吸入治疗。

也有学者推荐静脉甲基泼尼松龙冲击疗法，30 mg／(kg·d)(最大不超过1 g)，连用3 d，每个月重复1次，共3～6个月，用于严重BO患儿，可减少长期全身用药的不良反应，但缺乏证实其有效性的对照实验。

BO患儿喘息加重时使用短效β_2-受体激动药可部分缓解阻塞症状。长效β_2-受体激动药不单独使用，常作为减少吸入性糖皮质激素用量的联合用药。有研究显示短效β_2-受体激动药可使约25％BO患儿受益，对支气管舒张剂有反应可能是长期应用激素的指征。BO患儿易发生反复呼吸道感染，需根据病原选择相应抗生素。基于抗菌活性之外的抗炎活性和免疫调节作用，有学者推荐长期、间断服用阿奇霉素治疗BO，但仍缺乏证实其有效性的全面临床研究。

多数BO患儿需要氧疗，尤其在病程第1年。出现支气管扩张、肺不张者可予肺部理疗。充分营养支持，预防呼吸道感染，避免被动吸烟对BO患儿亦很重要，有研究发现，20％ BO患儿有不同程度的营养不良，营养可能成为影响BO预后的重要因素。对局部支气管扩张、慢性肺叶不张保守治疗不理想者可考虑外科手术治疗。持续严重的气流阻塞、肺功能逐渐恶化者可行肺移植。

BO的预后：BO病情有轻有重，目前无明确影响及改善预后的因素。一项对18例腺病毒肺炎后BO患儿随访5年的研究发现，所有患儿呼吸道症状及体征均明显好转。另一项对31例BO患儿平均随访3.5年的前瞻性研究则显示，BO病死率9.7％，67.7％有遗留症状和体征，临床缓解率仅 22.6%，而且起病年龄越大或存在特应性体质（血清中 IgE 升高）者预后可能更差。多数研究认为 BO 患儿肺功能恢复不佳。Cazzato 等对 11 例 BO 患儿进行 10 年前瞻性研究后发现，其 FEV1 及 FEF 25%～75%均以每年 1%的速度下降。

（二）单侧透明肺

单侧透明肺（unilateral hyperlucent lung）又称为 Swyer-James-Macleod syndrome 是一组临床、病理、X 线综合征。单侧透明肺的胸片有一定特征性，患侧肺或肺叶（段）过度透亮，呼气时气体潴留明显，均表现为小气道阻塞的特征。肺容积可正常或有不同程度的缩小，病肺之血管纤细、稀疏、短缩。支气管造影为闭塞性细支气管炎的特点。实质上单侧透明肺病理也为闭塞性细支气管炎。病理表现为患侧肺小支气管闭塞，肺泡数减少，有气肿性肺泡，肺动脉发育不良及毛细血管减少。

单侧透明肺多见于腺病毒肺炎之后，尤其是 7 型腺病毒肺炎后发生率为高。1983 年 Spigelblatt 等报告的 2 例均为腺病毒 7 型所致；北京儿童医院的 106 例 3、7 型腺病毒肺炎中，有 9 例在以后的随访中出现了单侧透明肺。此外也有报道百日咳、支原体肺炎可引起单侧透明肺。单侧透明肺实质上为闭塞性细支气管炎、肺血管细小影响肺发育结果。临床表现可轻可重，可无症状或出现咳嗽或喘息。肺部可闻及喘鸣音。大多数的单侧透明肺的患儿得到诊断较晚，部分病例可在成人期拍胸片时偶然发现。CT 较平片能更多地反映病变，CT 可显示双侧病变，但分布不对称，或为肺叶（段）的病变，中心支气管通畅，患侧肺门缩小，肺叶或段支气管细小，肺血管细小。CT 还可显示支气管扩张以及不均匀的通气灌注征。

（三）支气管扩张

支气管扩张是反复细菌感染和炎症引起的气道和气道周围组织受损导致气道不可逆的扩张。关于支气管扩张的病因研究较多，多数是由于呼吸道感染如严重肺炎、百日咳、麻疹、结核等引起。支气管扩张是反复肺炎或下呼吸道感染的结果，在引起感染后支气管扩张危险因素的研究中，发现肺炎的严重度、肺不张和需氧治疗为有意义的危险因素。

在腺病毒肺炎的长期随访研究中，支气管扩张的发生率为3%～10%，与随访时间的长短有关。国外曾对27例腺病毒肺炎进行10年随访，结果6例发生支气管扩张，其中4例（14.8%）确诊为腺病毒肺炎。20世纪70年代国外学者对4例腺病毒肺炎进行临床、病理分析后发现，4例肺部病理均有闭塞性细支气管炎。而支气管炎症、支气管扩张随时间的延长越来越严重。腺病毒肺炎的支气管扩张为闭塞性细支气管炎的结果。支气管扩张为闭塞性支气管炎的间接征象。有研究发现支气管扩张中，有9%为闭塞性细支气管炎。

三十六、腺病毒能预防吗?

疫苗预防：4型和7型腺病毒有口服疫苗，效果较好。但近年流行的55型腺病毒是一种新型重组病毒，目前尚无针对性疫苗。

三十七、部队官兵个人出现发热、咳嗽症状该怎么办?

个人出现发热、咳嗽症状时应及时报告，做适当防护（咳嗽时应用纸巾、手帕等遮住口鼻，必要时可戴口罩），并尽快就医。就医时，要主动详细地报告近期与其他发热患者接触情况和外出情况。

当周围有人出现发热、咳嗽等不适症状时，要及时报告并做好个人防护，给予帮助，协助就医。基层部队医生要详细了解情况，及时上报，采取初步的防疫措施，特别是对出现 3 例以上发热、咳嗽症状的情况，要给予重点关注。

发热患者诊治流程见图 2-4。

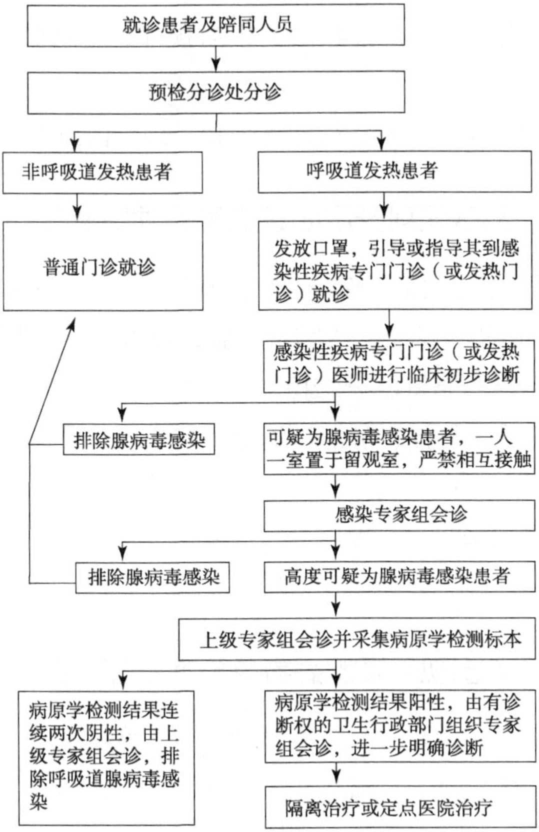

图 2-4　发热患者诊治流程

三十八、部队官兵如何预防腺病毒感染？

1. 避免接触出现发热、咳嗽、流涕等症状的呼吸道疾病患者。

2. 避免前往人群拥挤的场所。

3. 注意个人卫生，经常使用肥皂和清水洗手，尤其在咳嗽或打喷嚏后；注意开窗通风，保持室内空气流通；每天要多饮水，劳逸结合，坚持体育锻炼，保证睡眠，生活规律，合理膳食，增强机体抵抗力。

4. 如出现发热、咳嗽、流涕等症状，应立即就医，并及时报告。

三十九、部队如何开展心理疏导和健康教育？

1. 通过板报、广播、多媒体等多种形式，向官兵普及卫生常识，增强个人防病意识，落实个人防护措施，舒缓官兵心理压力。

2. 积极开展腺病毒感染防控知识宣传教育，使官兵正确认识到腺病毒感染可防、可控、可治，消除恐慌心理，引导官兵积极配合防控工作。

3. 针对情绪紧张、心理压力过大的官兵，要及时安排心理医生开展心理疏导，防止个别人员出现过激行为。

四十、个人出现可疑腺病毒感染症状怎么办？

1. 不要恐慌，这是小病，尽早就医很快能解决。

2. 注意个人卫生，打喷嚏和咳嗽时用纸巾遮挡。

3. 减少与家人、同事的密切接触。

四十一、医务人员如何做好腺病毒的防护工作?

1. **早发现** 医务人员要认真学习腺病毒的防治知识，提高医疗救治和自我防护意识和能力。在感冒症状高于往年同期水平时，特别是有发热患者时，一定要进行流行病学调查，及时发现疫情苗头。

2. **早报告** 医务人员一定要当好参谋，要在发现疫情苗头的同时，及时向单位军政领导和疾病监控机构报告，并提出防控建议，做到及时干预和处置。

3. **早诊断** 对传染病来讲，早诊断是控制疫情的关键，特别是呼吸道传染病，易造成暴发流行，早期分类诊断非常重要。对于类似流感、肺炎的患者，应严格按照传染病防治规定进行隔离治疗，对密切接触者进行隔离医学观察，以便早期确诊或排除腺病毒，防止疫情扩散。对于就诊、留观、住院场所，要做到随时消毒，消除污染的可能。

4. **早防控** 主要从控制传染源、切断传播途径和保护易感人群这三个环节入手，抓好落实。对于医疗垃圾应使用含氯消毒剂进行喷洒消毒，而后集中焚烧处理。

5. **早治疗** 治疗腺病毒感染，虽无特效药，但通过抗病毒治疗和对症治疗是可以控制的。

四十二、医疗机构应如何应对疫情?

1. 各级医疗卫生机构要加强医务人员的培训，提高对腺病毒的识别、诊断、救治和自我防护能力。

2. 制定和完善腺病毒疫情防治预案和技术方案，从应急队伍、防护装备、药品器材等方面做好疫情处置准备。

3. 医院要严格落实预检、分诊制度，设立发热门诊，加强对不明原因肺炎、流感样病例的症状监测上报工作，严防院内交叉感染的发生。

4. 预留一定数量的隔离病房和床位，确保一旦发生疫情能够及时有效地处置。

四十三、呼吸道腺病毒感染的出院标准有哪些？

（一）符合以下情况可以出院

1. 体温正常超过 3 d，咳嗽、咳痰、咽痛等临床症状缓解。
2. 总病程超过 8 d。
3. 血尿便常规及血生化检查结果正常。
4. 胸片或胸部 CT 检查无肺部阴影。

（二）感染已导致肺炎者出院需符合以下条件

1. 体温正常超过 3 d，咳嗽、咳痰、咽痛等临床症状缓解。
2. 总病程超过 2 周。
3. 血尿便常规及血生化检查结果正常。
4. 胸片或胸部 CT 检查肺部原有病灶缩小或消失。

四十四、为什么 55 型腺病毒感染疫情暴发多见于部队？

（一）自然原因

由于腺病毒的变异和重组，使得 55 型腺病毒现已广泛存在于自然界中，而目前已知的部队集体发病多由于老兵外出带入军营所致。

另外，腺病毒还存在有健康携带者，也是造成病毒重组和感染的主要因素。疫情暴发主要发生在冬春季，此时气候寒冷，尤其是在气温急剧下降时易引起呼吸道黏膜收缩和局部缺血，因而降低了上呼吸道的抵抗力而被感染发病。

（二）部队因素

刚入营的新兵，对环境气候不适应，再加上训练强度逐步加大，统一着装，无法根据自身冷暖增减衣服；新兵宿舍室温持续维持在较低水平（12℃左右），战士热量消耗大，保暖又得不到保障。故这一人群集体抵抗力下降，群体性暴露于致病因素当中，易造成疫情暴发。新老兵混住，新兵集中训练，致使老兵外出将腺病毒带入，传给新兵，并在营区新老兵当中交叉传播，造成疫情的迅速扩散。

（三）防治因素

基层卫生人员对早期散发的流感样病例没有引起足够重视，未能做到早发现、早报告，致使错过防控的最佳时机。

四十五、如何护理呼吸道腺病毒感染?

腺病毒主要引起呼吸道疾病，也可感染消化道、泌尿道、眼部、心肌等部位而引起疾病。学校或新兵营容易发生群体感染，传播途径主要为空气飞沫和密切接触传播，该病传染性强，疫情蔓延快，部分患者病情严重。以发热、咽红、咽痛、咳嗽为主要临床症状，护理工作要做好隔离防护及对症护理，具体如下。

（一）隔离防护护理措施

1. 落实隔离措施：根据腺病毒的传播途径，在实施“标准预防”基础上，采取飞沫隔离和接触隔离措施，每日专职护士对医务人员手卫生执行情况、医疗垃圾处理、物体表面、环境消毒情况等进行督导，特别是个人防护的执行情况，确保医务人员正确使用防护用品。

2. 患者统一收治于隔离病区，病区按照呼吸道传染病管理要求设立“三区”“两通道”，分别是清洁区、潜在污染区、污染区和医务人员通道及患者通道，明确各类标志，工作人员按照要求做好个人防护后，严格按照执行区域划分的流程工作。医务人员进入污染区落实二级防护措施，接触污染物操作时采取三级防护措施，严格执行手卫生，进出不同区域时根据要求穿戴和脱摘防护用具；加强医疗废物管理，使用双层密闭防渗医疗废物袋存放，包扎严密，专人运送，集中单独灭菌处理；按消毒后再清洗再消毒原则处置患者已污被服和工作人员隔离衣等，避免交叉感染；患者外出检查相对集中、专人陪送，采取二级防护措施，事先联系检查科室清场，检查后协助落实消毒措施。

3. 规范环境消毒：墙面、地面采用1000～2000 mg /L 含氯消毒剂擦拭消毒，作用30 min；病室内每日定时通风，每日 2 次用紫外线灯管照射或紫外线循环风进行消毒 1 h；心电监护仪、床边 B 超机等精密仪器采用季铵盐物体表面喷雾消毒剂进行消毒；患者出院后进行彻底的终末消毒。

（二）对症护理

1. **高热的护理**　重症腺病毒感染免疫原性反应剧烈，常表现为高热、超高热等。可采用解热镇痛药物联合物理降温，包括冷湿敷及冰袋冷敷交替、酒精擦浴和冰毯机降温等方法退热，并注意保暖。激素治疗时要有效控制体温，但激素治疗后的再次发热常常预示病情反跳。

2. **咳嗽的护理**　咳嗽是重症腺病毒肺炎的又一突出症状。应对患者进行动态评估咳嗽症状，详细记录其严重程度，为治疗措施的调整提供依据；指导患者遵医嘱服用中枢性镇咳药，如可待因、阿桔片等；并试用支气管舒张剂、抗炎药物、祛痰剂缓解症状；亦可予面罩吸氧或戴口罩以获得气道保温保湿，并应加强病室保暖，保持病室内湿度维持在60%～70%。

3. **氧疗护理**　氧合的改变是患者病情加重的危险信号，如患者轻度活动后感胸闷、气急、动脉血氧分压（PaO_2）低于70 mmHg，静息时呼吸频率>25次/分，吸氧2～3 L/min时PaO_2<80 mmHg，同时心率增快至90次/分以上、血压下降大于20%基础值，均提示心肺功能出现明显损害，是重症肺炎及危重症化的重要信号，必须高度重视。每日需定时检查患者静息及活动状态下的血气分析，观察血氧分压的改变，观察患者口唇及甲床颜色与指脉氧饱和度；根据情况及时给予对症处理，如指导患者卧床休息、给予鼻导管氧疗等；对鼻导管吸氧（5～6 L/min）指脉氧饱和度<95%者，予贮气高浓度氧面罩（6～8 L/min）吸氧纠正缺氧，尽可能使患者指脉氧饱和度达到95%以上；给予患者床头抬高30°～45°，取半卧位，有利于膈肌下降、减轻心肺负担，减轻喘憋症状。

4. 加强对应用糖皮质激素不良反应的观察与护理　2007 年美国感染疾病学会（美国胸科协会）推荐对重症肺炎患者使用全身性糖皮质激素治疗。糖皮质激素治疗可改善患者的中毒症状，减少肺组织的早期损伤、渗出和后期的肺纤维化，同时易引起多种不良反应，尤其是大剂量、长时间使用可出现消化道出血、高血糖和高血压等。为预防不良反应，对患者积极采取各项预防治疗措施，包括：静脉滴注阿仑膦酸钠、口服钙剂及骨化三醇防止骨质破坏，低分子肝素抗凝、改善微循环，口服他汀类药物降低血脂等；单日静脉用甲泼尼龙琥珀酸钠剂量 1000 mg 以上，患者在肺炎稳定后给予预防性高压氧治疗。在激素减量过程中要注意观察撤药综合征，如患者有无发热、心动过速、食欲减退，或者症状加重等予以酌情处理。

四十六、中医如何诊治和预防腺病毒感染？

腺病毒性肺炎是指由上呼吸道的腺病毒感染而向下蔓延所导致的一种肺部炎症。腺病毒肺炎一年四季都可以发生，冬春季节尤甚，有时可能会暴发或者散发流行，肺炎不仅与病毒的毒力及感染的途径有关，还与患者的年龄及免疫功能状态有着密切的关系。

中医学虽无腺病毒肺炎之病名，但大多数医家依据其病因、症状特点、传变规律等将其归于“风温”“温病”“时疫”“咳嗽”“肺炎咳嗽”等病证的范畴。

目前西药抗病毒无特效药，早期治疗中医干预是提高成人腺病毒肺炎疗效的关键。中医治疗强调治未病，即未病先防、既病防变、瘥后防复，符合现代医学模式的诊疗要求。中药对腺病毒性肺炎的治疗是多靶位的治疗，不仅具有抗病毒的作用，更重要的是可以调动机体自身免疫调节功能，以达到驱邪外出，使机体功能平衡而愈。

腺病毒性肺炎属外感热病、温病，目前临床上多采用八纲辨证或卫气营血辨证，辨证体系较单一。而在中医学上，对于外感热病、温病则多采用六经辨证、卫气营血辨证和三焦辨证，三者相互补充。六经辨证创造性地将外感疾病错综复杂的证候及其演变加以总结，提出病因、病机、病位、诊断、辨证、治法、用药较为完善的辨证论治体系，以及"观其脉证，知犯何逆，随证治之"的辨治原则。四诊合参，六经辨证是脏腑辨证的基础。卫气营血辨证在反映疾病的层次性和阶段性上有一定的优势，说明病情按卫、气、营、血由浅入深地传变，能更准确对本病进行辨治，但在确定病变脏腑上则较脏腑辨证差，三焦辨证可弥补其不足，运用纵向辨证，以三焦划分病位及脏腑，演绎本病的发生、发展及传变规律。运用三大辨证体系进行三维辨证对腺病毒肺炎的证治进行规范化及标准化的分析，更有利于疾病的临床诊治。

腺病毒肺炎的临床表现主要有头痛、发热、干咳、全身酸痛以及肺浸润等。中医认为其属于喘症、咳嗽的范畴，主要是由于风热火毒、壅滞于肺，使得火热灼津而生成痰，故而形成痰热郁肺的症状，所以临床上治疗该病症主要的办法就是清肺热、解毒、肃肺。

1. **温邪袭肺型**　治宜疏散风热，宣肺止咳。予银翘散加减。药物组成：金银花 30 g，连翘 10 g，桔梗 10 g，牛蒡子 10 g，淡豆豉 10 g，荆芥 10 g，薄荷 10 g，板蓝根 15 g。咳痰者加前胡 10 g、杏仁 10 g；体温较高者加大青叶 15 g、鱼腥草 30 g、黄芩 10 g。方中金银花、连翘清热宣透；牛蒡子、桔梗清宣肺气，清热利咽；淡豆豉解腥毒；荆芥镇痰凉血；薄荷疏散内热，利咽；板蓝根清热解毒，宣降肺气。

2. **肺胃热盛型**　治宜清解肺胃，凉血解毒。予银翘白虎汤合泻白散加减。药物组成：金银花 30 g，连翘 10 g，大青叶 15 g，鱼腥草 30 g，板蓝根 30 g，知母 10 g，石膏 30 g，桑白皮 15 g，地骨皮 10 g，生地黄 10 g，牡丹皮 10 g。咳嗽较剧者加前胡 10 g、杏仁 10 g、紫菀 10 g，浙贝母 10 g。石膏、知母辛寒清气；金银花、连翘、大青叶、板蓝根清热解毒；桑白皮、地骨皮宣降肺气，清泻肺热；鱼腥草清热解毒，宣降肺气；生地黄、牡丹皮凉血生津解毒。

3. **肺胃阴伤型** 治宜滋养肺胃，清退余邪。予竹叶石膏汤合养阴清肺汤加减。药物组成：竹叶 15 g，石膏 15 g，太子参 10 g，牡丹皮 10 g，生地黄 10 g，麦冬 10 g，川贝母 10 g，玄参 10 g，沙参 10 g,玉竹 10 g，甘草 10 g。婴幼儿、老年人及其他体质较弱者用药量酌减。日 1 剂，水煎 2 次取汁 200～400 ml，分早、晚 2 次服。方中石膏、竹叶、川贝母清透余热；牡丹皮滋阴降火，利咽喉；麦冬、生地黄、沙参、玉竹滋养肺胃津液；玄参清热凉血；太子参益气生津，余热未净而气阴两伤最适宜。现代药理研究表明，清泻肺热的金银花、连翘、鱼腥草、桑白皮、黄芩、大青叶、板蓝根等中药对病毒有杀灭、抑制作用。

除了药物治疗之外，也有学者发现应用茴芥散外敷肺俞穴治疗腺病毒肺炎，比单纯用药物治疗效果更加明显，外敷肺俞穴可调节机体免疫功能，缓解及消除喘咳症状。

重症腺病毒肺炎有 DIC 表现时，可加用活血化瘀药物，对防治 DIC 有一定作用，如当归、赤芍、川芎、鸡血藤、水蛭、虻虫、黄芪等。

一旦罹患腺病毒肺炎，一定要充分休息，居室保持空气流通，多饮水，保持呼吸道通畅，及时清除上呼吸道分泌物。在治疗时酌情辨证选用，灵活遣方用药。在疾病的早期阶段可应用清法，不必囿于“到气才可清气”，清热解毒药物的早期应用未发现影响宣透外邪的弊端，反而使患者可以及早汗出热退，病情好转。

腺病毒肺炎属中医学温病范畴，由外感温热病邪或寒邪入里化热引起。病位在肺，治疗时应以清泻肺热为主，立法用药多根据温病的传变规律结合病变经过及个体差异分别辨证施治。中医学认为，温热病邪侵入机体发病与否不仅在于病邪的强弱，更主要取决于正气的盛衰，故在治疗时应当注重个体的差异，尤其是患者本人的年龄、体质的强弱和病情的发展，分别辨证选方用药，一人一方，有的放矢。中医中药的优势是其治疗作用并不全在于杀灭或抑制病原体收到疗效，更能通过针对个体合理的用药从而提高机体本身的防御功能，纠正脏腑功能的紊乱而收功，正所谓“正气存内，邪不可干”。中医辨证治疗腺病毒肺炎的优势明显，尤其是对西药已产生耐药性的患者临床应用更有意义。

第三章

防控篇

一、部队处置腺病毒疫情的主要措施有哪些？

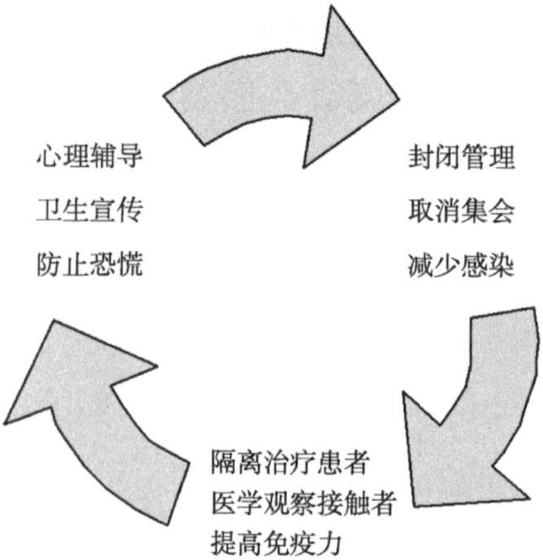

图 3-1　处置腺病毒疫情的主要措施

见图 3-1。

1. 实行封闭式管理，尽可能减少营区人员进出。

2. 取消大型集会活动，尽量减少室内集会活动。

3. 合理安排就餐、洗漱、洗澡等必要的聚集性活动，减少交叉感染的机会。

4. 对患者进行隔离治疗。

5. 对密切接触者进行医学观察，并尽可能降低医学观察区的人群居住密度。

6. 做好防寒保暖措施，加强膳食营养，提高官兵免疫力。

7. 开展腺病毒知识宣传和心理辅导，引导官兵科学认识腺病毒疫情，养成良好的卫生习惯，提高参与疫情处置的配合度。

8. 开展保密安全教育，防止误传误信引起恐慌情绪，甚至泄露部队秘密。

二、腺病毒疫情处置期间，为何要取消大型集会活动？

腺病毒等呼吸道传染病的病原体，在人群中传播而导致暴发疫情，需要满足一定的客观条件，即传染源（通常为腺病毒感染患者）与人群保持长时间、近距离、面对面地接触。发生腺病毒疫情时，人群中将会存在一些暂未被发现的腺病毒感染患者，如果此时举行大型集会活动，将会给腺病毒的传播创造有利条件，使疫情迅速扩散至整个部队，导致疫情处置失败。

三、如何设置隔离治疗区？

发生腺病毒疫情时，患者数量较多，部队体系医院的隔离治疗病床通常会数量不足，因此必须在营区内设置隔离治疗区，以满足患者隔离治疗的需要。设置隔离治疗区应首选门诊部、卫生队等医疗机构，方便患者治疗。如医疗机构床位不足，则应设在营区内下风向区域，远离健康人群活动范围，最好为独立建筑，至少也要划出独立的建筑区域，并设置明显的隔离、警示和指示标志，必要时在入口处设置岗哨，以防无关人员误闯隔离治疗区被感染。

四、什么是密切接触者？

密切接触者是指在未采取有效防护的情况下接触传染期腺病毒感染患者的人群，包括以下几类。

1. 诊断、治疗或护理、探视腺病毒感染患者的人员。

2. 与患者共同学习、训练、生活或有过近距离接触的人员。

3. 直接接触过患者的呼吸道分泌物、体液的人员。

4. 可能暴露于被患者污染的环境或物体的人员。

五、如何判定密切接触者?

密切接触者应由防疫人员通过流行病学调查进行判定。通常将患者发病前 8 天至被隔离治疗时所接触的所有人员判为密切接触者，如与患者共同学习、训练、娱乐、居住、就餐、乘车等的人员，以及在无保护的情况下与患者有过其他近距离（2 米以内）接触的人员。在接触时回忆不清的情况下，可根据患者的行为习惯、活动范围等推测密切接触者人群。宁可扩大密切接触者人群范围，也要尽量保证不发生遗漏。

六、如何设置医学观察区?

通常将密切接触者居住区设为医学观察区，以降低人群转移带来的交叉感染风险。医学观察区应设置明显的警示和指示标志，必要时在入口处设置岗哨，以防无关人员误闯带来交叉感染风险。

七、为何要降低医学观察区的人群居住密度?

医学观察区的密切接触者人群中随时可能出现新的传染源（患者或隐性感染者），降低人群居住密度可有效降低腺病毒疫情的传播范围。例如，10 人住一个房间，其中 1 人发病时，可能会传染 9 人；如果 10 人分住 2 个房间，每个房间住 5 人，其中 1 人发病时，则只可能传染 4 人。最理想的医学观察居住条件是单人单间。

八、降低医学观察区的人群居住密度的原则是什么?

降低医学观察区的人群居住密度时，必须遵循一个原则——只能将同一宿舍的人群进行拆分，不能将不同宿舍的人群进行交叉合并。尤其是不能将各宿舍人群打散，应按是否出现轻症或疑似呼吸道症状为标准重新分配宿舍。

九、医学观察区该如何管理?

1. 进入医学观察区的人员应戴口罩，最好为 N95 医用防护口罩。

2. 严禁不同宿舍的人员互相串门、走动。

3. 上厕所、洗漱、洗澡等活动应以宿舍为单位，分批、错时进行，原则是尽可能避免不同宿舍的人员相互接触。可在每一层楼设置 1 名岗哨来进行指挥、协调及监督。

4. 严格做好每日清洁与消毒，生活垃圾应指定专门的人员进行搜集，做到日产日清。

5. 医学观察人员应实行体温、症状监测，并将监测结果每日上报汇总。发现患者应立即进行隔离治疗。

十、医学观察人员能否进行室外活动?

根据天气情况，在做好防寒保暖的前提下，可安排医学观察人员进行一些轻度的室外活动，以缓解人员的紧张、焦虑情绪，活动量以不发汗为标准。在室外活动时，人员之间间隔保持 2 米以上，则可不戴口罩，不要高声喧哗，队列行进时也不喊口号。

十一 、为何人员在室外间隔 2 米以上可以不戴口罩?

正常情况下，腺病毒在外环境中不容易存活，而在唾沫中却能存活很久，因此唾沫的飞行距离就是腺病毒传播的有效距离。在人们的日常交往中，唾沫的飞行距离通常不超过 1.5 米，因此，人员在室外间隔 2 米以上就是防止飞沫传播腺病毒的安全距离。

十二、室内如何消毒？

最好的消毒方式就是将所有的房间进行开窗通风。但在冬季，通风时还要兼顾防寒保暖，最好选择人员不在室内时进行通风，30 min后关闭门窗，以便恢复室内温度。室内的物品表面，如桌椅、柜子、门把手、床铺、地面等，用含氯消毒剂进行擦拭即可。宿舍、学习室等场所通常不用超低容量喷雾法或熏蒸法进行空气消毒，以免浸湿被褥或书籍。活动室、会议室等场所可酌情选用超低容量喷雾法或熏蒸法进行空气消毒，但仍然优先选择开窗通风进行消毒。每次消毒结束后，应做好消毒登记，记录消毒的时间及消毒负责人。

十三、疫情处置期间垃圾如何处理？

发生腺病毒感染疫情时，应做到不乱扔垃圾，尤其是用过的口罩、包裹痰液的卫生纸等，一定要丢入指定的垃圾袋中。每个房间的垃圾应指定专门的人员进行收集，集中焚烧。无法焚烧的垃圾用有效氯 10000 mg/L 的含氯消毒液进行喷洒，作用 1 h 以上，再运走或进行深埋。

十四、疫情处置期间人员出现发热、咳嗽、咽痛等症状时怎么办？

首先应立即戴好口罩，防止传染给周围的室友，并立即向宿舍的卫生负责人报告，再由人陪同或自行前往发热门诊就诊。陪同就诊的人员一定要戴好口罩，防止被患者传染。就诊途中应尽量避免接触他人，就诊时主动向医生报告自己的体温及症状，并遵医嘱配合隔离治疗。

十五、疫情处置期间怎样合理安排就餐？

对隔离治疗区的患者，应安排专人进行送餐。对医学观察区的密切接触者，也应尽量安排专人进行送餐。不具备适合的送餐条件，必须到食堂集中就餐时要把握以下几个要点。

1. 必须实行分餐制。

2. 因就餐时无法戴口罩，所以应保证每名就餐人员的座位间隔2米以上。

3. 保证所有就餐人员面朝同一个方向就座，以免飞沫喷到他人的餐盘中。

4. 就餐人员排队盛饭菜时应戴好口罩，严禁交头接耳，降低交叉感染的风险。

5. 就餐时禁止高声喧哗，迅速吃完后尽快离去。

6. 食堂空间有限时应分批次安排集中就餐。如果健康人群和密切接触者共用一个食堂，应分批错开就餐时间，健康人群先吃，密切接触者后吃，两类人员在就餐时不能有交叉。

7. 就餐结束后，食堂应做好餐饮具及环境的消毒工作。

十六、疫情处置期间个人应做好哪些预防措施？

1. **避源头**　尽量避免接触腺病毒患者，以及患者接触过的物品，如书籍、衣物、门把手等。

2. **戴口罩**　室内有他人时，应自觉戴好口罩。感觉口罩变潮湿或呼吸困难时应及时更换新的口罩。

3. **多通风** 经常给房间通风，保证每天至少 2 次，上、下午各一次，通风时间每次不少于 30 min。

4. **勤洗手** 经常使用肥皂或洗手液洗手，尤其是手接触了被污染的物品，或咳嗽、打喷嚏时用手捂口鼻后。

5. **重保暖** 冬季，房间通风后应及时关闭门窗，以恢复室内温度。人员应根据需要适时增添衣物、被褥。室外活动时不要过于剧烈，避免出汗受凉。洗澡或夜间如厕时要穿好防寒衣物，避免受凉。可相互轻握对方手部来检查个人的保暖效果，如果感觉冰凉，说明防寒衣物穿得不够；如果感觉温暖，则说明衣物穿着较为适宜。

6. **好心态** 积极学习腺病毒相关知识，科学对待腺病毒疫情，积极配合部队开展疫情处置，做到不传谣、不恐慌、不泄密。

十七、为什么要勤洗手?

腺病毒通过咳嗽、打喷嚏等排出体外，部分腺病毒可随飞沫附着于患者身边的公共物品上，健康人的手接触被污染的物品后，再触碰自己的鼻子、眼睛和嘴巴等面部器官就可能会感染腺病毒。有研究指出，人常常会不自觉地触碰自己的脸部，平均每小时触碰 3.6 次。如果不勤洗手，经手感染腺病毒的风险明显升高。除腺病毒外，勤洗手还能有效预防许多其他的疾病。因此，勤洗手是每个人都应该养成的良好卫生习惯。

十八、怎样正确洗手?

在流动水下，使双手充分淋湿。取适量肥皂或洗手液，均匀涂抹至整个手掌、手背、手指和指缝。认真揉搓双手至少 15 s，应注意清洗双手所有皮肤，包括指背、指尖和指缝，具体揉搓步骤如下。

1. 掌心相对，手指并拢，相互揉搓。

2. 手心对手背沿指缝相互揉搓，交换进行。

3. 掌心相对，双手交叉指缝相互揉搓。

4. 弯曲手指使关节在另一手掌心旋转揉搓，交换进行。

5. 右手握住左手大拇指旋转揉搓，交换进行。

6. 将五个手指尖并拢放在另一手掌心旋转揉搓，交换进行。

7. 在流动水下彻底冲净双手，擦干。

十九、怎样正确佩戴一次性口罩？

1. 一次性口罩或者其他口罩都有正、反两面，就一次性口罩来说，颜色深的是正面，正面朝外。

2. 一次性口罩的反面颜色比较浅，反面朝内，也就是说颜色浅的一面紧贴脸部。另外，还需注意，有鼻夹金属条的一端是口罩的上方，不要戴颠倒了。

3. 把手洗干净后，将口罩左右两端的绳子挂在耳朵上（有的口罩绳子位于上下方，佩戴时套在脖子和头上），确保口罩颜色浅的一面朝内（反面），有金属条的一端朝上（上方）。

4. 最后也是最重要的一步，用双手紧压鼻梁两侧的金属条，使口罩上端紧贴鼻梁。然后向下拉伸口罩，使口罩不留皱褶，更好地覆盖鼻子、嘴巴。

二十、如何进行正确的体温监测？

应选择人员处于静息状态时测量体温，因为体力劳动、运动或情绪紧张等可导致体温发生暂时性波动，影响体温测量结果的正确性。在测量体温前，首先要检查体温计汞柱是否在35℃以下，如果超过了这个刻度，应轻轻甩几下，使其降到 35℃以下。多人共用 1 支体温计时最好用酒精棉球擦拭消毒后再使用。测量体温时，要先将腋窝皮肤的汗液擦干，然后将体温计的水银头部放置于腋窝中间，使上臂紧贴于胸壁，将体温计夹紧。测量时间不得少于 5 min。测得的体温结果应及时登记，并逐级汇总上报。

二十一、腺病毒防控的总原则是什么?

腺病毒传播有其必备条件:

1. **传染源**　传染源一般是已患了此病或是在潜伏期的人，有些是从动物传染过来的，因此患病的动物也可成为传染源。

2. **传播途径**　有从血液传播的，有从呼吸道传播的。

3. **易感人群**　免疫力比较低的人或是对某些疾病没有保护性免疫的人群。

因此有效地抑制传染病的流行，关键在于切断传染病的传播链，即控制传染源、切断传播途径、保护易感人群。

二十二、腺病毒的传染性强吗?

腺病毒在室温下一般可存活 1 周以上，低温下存活时间更长，而且能感染人体多种组织细胞。由于腺病毒是一种新型腺病毒，人群缺乏免疫力，普遍易感。这些特性决定了腺病毒具有较强的传染性，在人群中易于传播和流行。

二十三、腺病毒是怎么传播的?

患者和隐性感染者是腺病毒感染的主要传染源，主要通过呼吸道飞沫近距离传播，在相对密闭、通风不畅的场所容易发生传播。

在一些情况下，如与感染者共同洗澡也可能因为吸入含有病毒的气溶胶而被感染。腺病毒在室温下存活时间较长，直接接触腺病毒感染者的呼吸道分泌物，或者间接接触其分泌物和污染病毒的物体表面，然后再接触眼睛、鼻子或者嘴，都容易导致感染。

二十四、腺病毒感染后还会再感染吗？

人体感染腺病毒后可以产生较长时间的免疫保护，康复后一般不会再次感染。研究显示，腺病毒感染所产生的保护性抗体可持续10年。

二十五、出现疫情时个人应注意哪些问题？

1. 了解防控知识，正确认识疾病，提高防范意识，不轻信小道消息。

2. 尽量避免到人群聚集性场所，避免接触流感症状患者。

3. 注意个人日常卫生，养成良好的卫生习惯。

4. 注意防寒保暖，提高免疫力。

5. 一旦出现发热、咳嗽、咽痛等异常症状，应及时上报，在采取有效防护措施的情况下及时就诊。

二十六、腺病毒感染的个人预防措施有哪些？

1. **避患者**　由于55型腺病毒主要通过飞沫传播，因此在与患者说话时，距离应在2米以上，尽量避免触摸患者接触过的物体，如衣物、门把手、钱币和扶手等。

2. **少摸脸**　尽量少用手摸脸，防止病毒通过眼、鼻、口侵入体内。

3. **勤洗手** 注意个人卫生，经常使用肥皂和流动水洗手，尤其在咳嗽或打喷嚏后、触摸过患者的污染物后。

4. **戴口罩** 腺病毒是以呼吸道传播为主的传染病，戴好口罩是非常关键的防护措施。

5. **多通风** 房间至少每日早中晚各通风1次，每次至少30 min，让空气流通，减少病毒传播的机会。

6. **强体魄** 要按时作息，补充营养，合理膳食，保持良好的身体健康状况，提高身体免疫力。

7. **预防药** 可以口服板蓝根冲剂、连花清瘟胶囊或重组人干扰素等 3～5 d，有一定的预防作用。

二十七、出现发热、咳嗽症状时怎么办?

1. 个人出现发热，咳嗽症状时，应及时报告，做适当的防护(咳嗽时应用纸巾、手帕等挡住口鼻，条件允许时可戴口罩)，并尽快就医。就医时，要主动、详细地报告近期与其他发热患者接触情况和外出经历等。

2. 当周围亲邻出现咳嗽、发热等不适症状时，要及时报告并给予帮助，协助就医，并做好个人防护。基层医疗机构卫生员要及时了解情况，采取初步的防护措施，特别是对出现 3 例以上相关性发热的情况，要予以重点关注，按程序及时上报相关信息。

二十八、什么情况下需要预防服药?

当发生腺病毒疫情时，下列人员可考虑预防服药。

1. 疑似和确诊病例的密切接触者。

2. 参与疫情处理，或为患者和隔离人员提供后勤保障的高暴露人群。

3. 体质较弱者、年幼或老年等易感人群：腺病毒感染流行期间可口服板蓝根冲剂、莲花清瘟胶囊、利巴韦林等 3～5 d，有一定的预防作用。由于临床不易区分是腺病毒感染还是支原体、衣原体感染，因此，还可以根据医嘱口服阿奇霉素 3 d。

目前，腺病毒感染没有特效的预防药物，必须在医生的指导下进行预防性用药，不能乱服药，以免造成不良后果。

二十九、医务人员如何做好个人职业防护？

医务人员和疫情处置人员均属于高暴露人群，必须做好个人职业防护。恰当的个人防护不仅可以保护自身的安全，更能及时切断传播途径，保证患者及医护人员的健康及生命安全。

应积极参与针对性的职业防护培训，主动学习专业化的职业防护知识，提高个人职业防护意识，并将这种意识贯穿在诊治和疫情处置活动中。

应严格执行职业防护相关规定，规范操作流程，如洗手、戴口罩、戴帽子及穿脱防护服等。

如发生职业暴露，应正确处理，及时上报。

三十、疫情发生期间应落实哪些卫生措施？

1. 消毒应由专人负责。每天用含氯制剂擦拭桌面、门窗、地面等，宿舍、澡堂、走廊等空间采用含氯消毒剂喷洒，每天 2 次。餐具等可采用蒸煮方式进行消毒。

2. 每天早、中、晚各通风 1 次，每次不少于 30 min，门窗要同时打开，形成对流。开窗通风时间可选在人员外出时，若通风时室内有人，则应着室外活动时的服装。

3. 启动疫区“日检测”“日报告”制度，执行每日3次全员体温监测，做好登记、统计和上报工作。

4. 由医务人员专职接送发热患者，由专职人员对发热患者居所及时进行过氧乙酸喷雾和熏蒸消毒。

5. 设立隔离治疗区和医学观察区，实施严格管理，严防无关人员进入和隔离观察对象随意活动。

6. 积极开展健康教育和心理疏导，编印、下发病毒防控知识手册，适当增加娱乐活动，消除恐慌，缓解压力。

7. 对患者较多的群体，可组织集体预防性用药。

三十一、为什么部队科学施训和合理膳食有利于疫情防控?

科学施训、合理安排执勤训练，减少训练强度，结合季节、天气、环境等具体情况，组织小范围、小编制、小强度的室外训练，从而避免战士因体力消耗过大和出汗受凉导致免疫力降低致使病毒乘虚而入。

合理膳食能增加官兵的营养，有利于提高官兵体质，增强对病毒的抵抗力。例如，鸡蛋和牛奶含有多种免疫球蛋白，可增强人体的抗病能力及呼吸道黏膜清除病原微生物的能力。肉类或海产品富含锌，锌元素可抑制病毒增殖，增强人体细胞免疫功能。绿叶蔬菜，如菠菜、芹菜含有较多铁，可提高淋巴细胞的杀伤功能，增强机体抗病能力。胡萝卜、动物肝脏、南瓜等富含维生素A，有利于呼吸道黏膜损伤修复。

因此，在疫情发生期间，科学施训和合理膳食有利于疫情防控。

三十二、腺病毒如何消毒？

腺病毒由于没有包膜，对消毒剂的抵抗能力属于中等水平以上，与手足口病毒、脊灰病毒接近。一般认为：腺病毒对酸和乙醚不敏感，但是腺病毒不耐热，56℃ 30 min 能灭活腺病毒，腺病毒对理化因素的抵抗力较强，在室温中可存活 10 d 左右。建议使用中等水平以上的消毒剂，如含氯消毒剂消毒患者接触的各种环境表面。空气消毒可以使用 1.5%～3%双氧水，气溶胶喷雾消毒 20 min 即可。

三十三、营区如何正确实施消毒？

应根据具体场合和具体需要选择适当的消毒剂和消毒方法。例如，桌面、门窗、地面等应采用 1000 mg /L 含氯消毒剂擦拭，室内与走廊、过道采用过氧化氢或含氯消毒剂，按 100 ml /m^3 进行空间喷洒消毒。应特别注意尽量避免使用过氧乙酸等刺激性较大的消毒剂，以免损伤呼吸道黏膜，使人体更易感染病原体。

建议对出现发热患者的场所使用过氧乙酸，可用 0.2%浓度超低容量气溶胶喷雾或 4%浓度熏蒸，消毒时间应选在室内无人时，消毒完毕后关闭门窗半小时，再开窗通风至少半小时，待气味散尽后人员方可进入。熏蒸应采用陶瓷器皿，不可采用金属容器。

三十四、营区出现发热患者应该怎么办？

1. 营区出现发热患者，应立即报告并请医务人员专程接送，避免自行前往，引起疫情扩散。

2. 对患者进行隔离治疗，并立即开展流行病学调查。

3. 根据流调结果，对密切接触人员进行为期 8 d 的医学隔离观察。

4. 安排专职人员做好消毒工作。

三十五、如何对密切接触者进行医学观察?

1. 每日对密切接触者的健康状况进行访视，落实早中晚 3 次体温监测，详细记录密切接触者的健康状况。

2. 医学观察期至少为 8 d，无症状者可解除隔离。

3. 观察区中出现发热患者，同室中其他人应自该患者发病之日起再实施 8 d 隔离。

第四章

政策篇

一、国家对传染病防治实行的方针是什么？

国家对传染病防治实行预防为主的方针，防治结合、分类管理、依靠科学、依靠群众。

二、传染病分为几类？

传染病分为甲类、乙类和丙类。

1. **甲类传染病** 鼠疫、霍乱。

2. **乙类传染病** 传染性非典型肺炎、艾滋病、病毒性肝炎、脊髓灰质炎、人感染高致病性禽流感、麻疹、流行性出血热、狂犬病、流行性乙型脑炎、登革热、炭疽、细菌性和阿米巴痢疾、肺结核、伤寒和副伤寒、流行性脑脊髓膜炎、百日咳、白喉、新生儿破伤风、猩红热、布鲁菌病、淋病、梅毒、钩端螺旋体病、血吸虫病、疟疾。

3. **丙类传染病** 流行性感冒、流行性腮腺炎、风疹、急性出血性结膜炎、麻风病、流行性和地方性斑疹伤寒、黑热病、包虫病、丝虫病，除霍乱、细菌性和阿米巴痢疾、伤寒和副伤寒以外的感染性腹泻病。上述规定以外的其他传染病，根据其暴发、流行情况和危害程度，需要列入乙类、丙类传染病的，由国务院卫生行政部门决定并予以公布。

国务院卫生行政部门根据传染病暴发、流行情况和危害程度，可以决定增加、减少或者调整乙类、丙类传染病病种并予以公布。

三、我国传染病防治工作的实施由哪些部门负责?

国务院卫生行政部门主管全国传染病防治及其监督管理工作。县级以上地方人民政府卫生行政部门负责本行政区域内的传染病防治及其监督管理工作。

县级以上人民政府其他部门在各自的职责范围内负责传染病防治工作。

军队的传染病防治工作依照本法和国家有关规定办理，由中国人民解放军卫生主管部门实施监督管理。

各级疾病预防控制机构承担传染病监测、预测、流行病学调查、疫情报告以及其他预防、控制工作。医疗机构承担与医疗救治有关的传染病防治工作和责任区域内的传染病预防工作。城市社区和农村基层医疗机构在疾病预防控制机构的指导下，承担城市社区、农村基层相应的传染病防治工作。

四、我国传染病预防工作如何开展?

国家开展预防传染病的健康教育。新闻媒体应当无偿开展传染病防治和公共卫生教育的公益宣传。各级各类学校应当对学生进行健康知识和传染病预防知识的教育。

医学院校应当加强预防医学教育和科学研究，对在校学生及其他与传染病防治相关人员进行预防医学教育和培训，为传染病防治工作提供技术支持。疾病预防控制机构、医疗机构应当定期对工作人员进行传染病防治、技能的培训。

五、疾病预防控制机构是否可以对个人进行隔离治疗？

在中华人民共和国领域内的一切单位和个人必须接受疾病预防控制机构、医疗机构有关传染病的调查、检验、采集样本、隔离治疗等预防、控制措施，如实提供有关情况。疾病预防控制机构、医疗机构不得泄露涉及个人隐私的有关信息、资料。卫生行政部门以及其他有关部门、疾病预防控制机构和医疗机构因违法实施行政管理或者预防、控制措施，侵犯单位和个人合法权益的，有关单位和个人可以依法申请行政复议或者提起诉讼。

六、各级疾病预防控制机构在腺病毒防控中履行的职责是什么？

1. 实施传染病预防控制规划、计划和方案。

2. 收集、分析和报告传染病监测信息，预测传染病的发生、流行趋势。

3. 开展对传染病疫情和突发公共卫生事件的流行病学调查、现场处理及其效果评价。

4. 开展传染病实验室检测、诊断、病原学鉴定。

5. 实施免疫规划，负责预防性生物制品的使用管理。

6. 开展健康教育、咨询，普及传染病防治知识。

7. 指导、培训下级疾病预防控制机构及其工作人员开展传染病监测工作。

8. 开展传染病防治应用性研究和卫生评价，提供技术咨询。

七、如何对待传染病患者、病原携带者和疑似传染病患者?

国家和社会应当关心、帮助传染病患者、病原携带者和疑似传染病患者，使他们得到及时救治。任何单位和个人不得歧视他们，不得歧视病原携带者和疑似传染病患者。传染病患者、病原携带者和疑似传染病患者在治愈前或者在排除传染病嫌疑前，不得从事法律、行政法规和国务院卫生行政部门规定禁止从事的易使传染病扩散的工作。

八、腺病毒预防、控制预案包括哪些内容?

1. 传染病预防控制指挥部的组成和相关部门的职责。

2. 传染病的监测、信息收集、分析、报告、通报制度。

3. 疾病预防控制机构、医疗机构在发生传染病疫情时的任务与职责。

4. 传染病暴发、流行情况的分级以及相应的应急工作方案。

5. 传染病预防、疫点疫区现场控制，应急设施、设备、救治药品和医疗器械以及其他物资和技术的储备与调用。

九、被传染病病原体污染的物品如何处理?

对被传染病病原体污染的污水、污物、场所和物品，有关单位和个人必须在疾病预防控制机构的指导下或者按照提出的卫生要求进行严格消毒处理；拒绝消毒处理的由当地卫生行政部门或者疾病预防控制机构进行强制消毒处理。

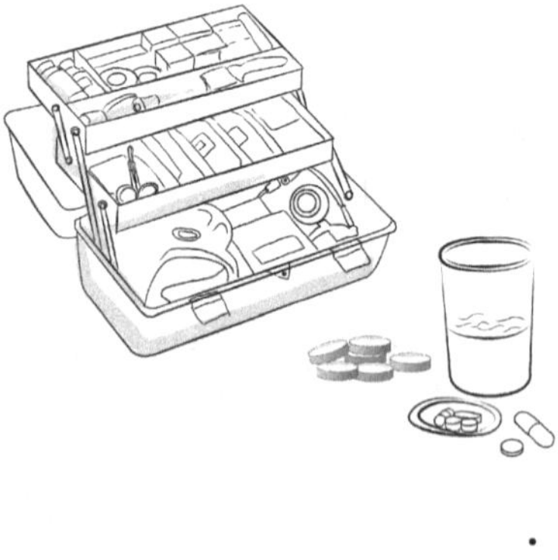

十、发现传染病患者或者疑似传染病患者时应怎么处理?

任何单位和个人发现传染病患者或者疑似传染病患者时，应当及时向附近的疾病预防控制机构或者医疗机构报告（图 4-1）。

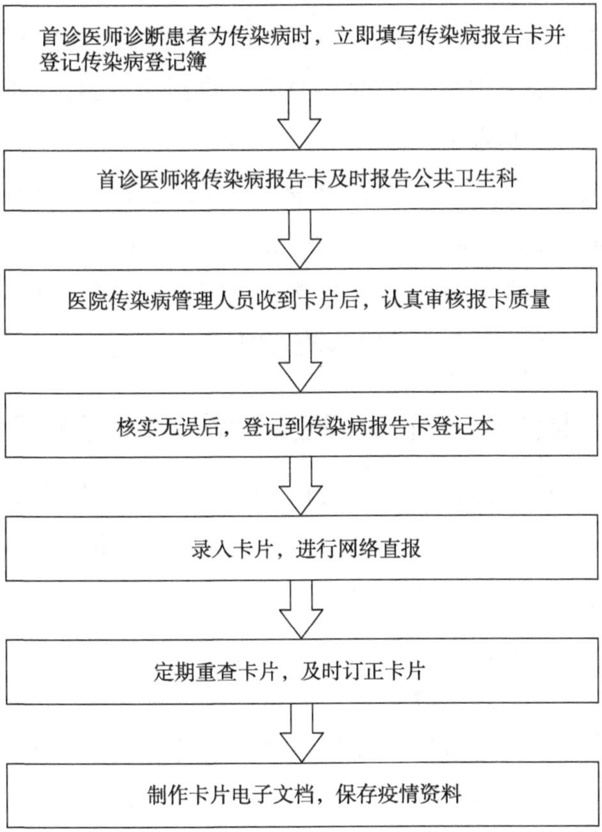

图 4-1　传染病报告卡传递流程

十一、发生传染病疫情后疾病预防控制机构应怎么处理？

疾病预防控制机构发现传染病疫情或者接到传染病疫情报告时，应当及时采取下列措施。

1. 对传染病疫情进行流行病学调查，根据调查情况提出划定疫点、疫区的建议，对被污染的场所进行卫生处理，对密切接触者在指定场所进行医学观察和采取其他必要的预防措施，并向卫生行政部门提出疫情控制方案。

2. 传染病暴发、流行时，对疫点、疫区进行卫生处理，向卫生行政部门提出疫情控制方案，并按照卫生行政部门的要求采取措施。

3. 指导下级疾病预防控制机构实施传染病预防、控制措施，组织、指导有关单位对传染病疫情的处理。

十二、卫生管理部门之间应如何通报传染病疫情？

国务院卫生行政部门应当及时向国务院其他有关部门和各省、自治区、直辖市人民政府卫生行政部门通报全国传染病疫情以及监测、预警的相关信息。毗邻的以及相关的地方人民政府卫生行政部门应当及时互相通报本行政区域的传染病疫情以及监测、预警的相关信息。县级以上人民政府有关部门发现传染病疫情时应当及时向同级人民政府卫生行政部门通报。中国人民解放军卫生主管部门发现传染病疫情时应当向国务院卫生行政部门通报。

十三、传染病疫情应当由哪个部门公布？

传染病暴发、流行时，国务院卫生行政部门负责向社会公布传染病疫情信息，并可授权省、自治区、直辖市人民政府卫生行政部门向社会公布本行政区域的传染病疫情信息。公布传染病疫情信息应当及时、准确。

十四、传染病暴发、流行时县级以上地方人民政府应采取什么措施?

传染病暴发、流行时，县级以上地方人民政府应当立即组织力量，按照预防、控制预案进行防治，切断传染病的传播途径，必要时报经上一级人民政府决定，可以采取下列紧急措施并予以公告。

1. 限制或者停止集市、影剧院演出或者其他人群聚集的活动。

2. 停工、停业、停课。

3. 封闭或者封存被传染病病原体污染的公共饮用水源、食品以及相关物品。

4. 控制或者捕杀染疫野生动物、家畜家禽。

5. 封闭可能造成传染病扩散的场所。上级人民政府接到下级人民政府关于采取前款所列紧急措施的报告时，应当及时做出决定。紧急措施的解除由原决定机关决定并宣布。

十五、传染病暴发、流行时政府能否紧急调集人员或调用储备物资?

传染病暴发、流行时，根据传染病疫情控制的需要，国务院有权在全国范围或者跨省、自治区、直辖市范围内，县级以上地方人民政府有权在本行政区域内紧急调集人员或者调用储备物资，临时征用房屋、交通工具以及相关设施、设备。紧急调集人员的应当按照规定给予合理报酬。临时征用房屋、交通工具以及相关设施、设备的应当依法给予补偿；能返还的应当及时返还。

十六、传染病暴发、流行时，药品和医疗器械生产、供应单位以及铁路、交通、民用航空经营单位有何职责？

传染病暴发、流行时，药品和医疗器械生产、供应单位应当及时生产、供应防治传染病的药品和医疗器械。铁路、交通、民用航空经营单位必须优先运送处理传染病疫情的人员以及防治传染病的药品和医疗器械。

十七、对于传染病疫情，应如何进行医疗救治？

县级以上人民政府应当加强和完善传染病医疗救治服务网络的建设，指定具备传染病救治条件和能力的医疗机构承担传染病救治任务，或者根据传染病救治需要设置传染病医院。

医疗机构的基本标准、建筑设计和服务流程应当符合预防传染病医院感染的要求。医疗机构应当按照规定对使用的医疗器械进行消毒；对按照规定一次性使用的医疗器具应当在使用后予以销毁。医疗机构应当按照国务院卫生行政部门规定的传染病诊断标准和治疗要求采取相应措施，提高传染病医疗救治能力。

医疗机构应当对传染病患者或者疑似传染病患者提供医疗救护、现场救援和接诊治疗，书写病历记录以及其他有关资料，并妥善保管。医疗机构应当实行传染病预检、分诊制度；对传染病患者、疑似传染病患者，应当引导至相对隔离的分诊点进行初诊。医疗机构不具备相应救治能力的应当将患者及其病历记录复印件一并转至具备相应救治能力的医疗机构。具体办法由国务院卫生行政部门规定。

十八、县级以上人民政府卫生行政部门对传染病防治工作应履行的监督检查职责有哪些？

1. 对下级人民政府卫生行政部门履行法律规定的传染病防治职责进行监督检查。

2. 对疾病预防控制机构、医疗机构的传染病防治工作进行监督检查。

3. 对采-供血机构的采-供血活动进行监督检查。

4. 对用于传染病防治的消毒产品及其生产单位进行监督检查，并对饮用水生产、供水单位、涉及饮用水卫生安全的产品进行监督检查。

5. 对传染病菌种、毒种和传染病检测样本的采集、保藏、携带、运输、使用进行监督检查。

6. 对公共场所和有关单位的卫生条件和传染病预防、控制措施进行监督检查。省级以上人民政府卫生行政部门负责组织对传染病防治重大事项的处理。

十九、卫生行政部门对于被传染病病原体污染的公共饮用水源、食品以及相关物品应如何处理？

县级以上地方人民政府卫生行政部门在履行监督检查职责时，发现被传染病病原体污染的公共饮用水源、食品以及相关物品，如不及时采取控制措施可能导致传染病传播、流行的，可以采取封闭公共饮用水源、封存食品以及相关物品或者暂停销售的临时控制措施，并予以检验或者进行消毒。经检验属于被污染的食品应当予以销毁；对未被污染的食品或者经消毒后可以使用的物品应当解除控制措施。

二十、卫生行政部门执行职务时有哪些注意事项?

卫生行政部门工作人员依法执行职务时应当不少于两人，并出示执法证件，填写卫生执法文书。卫生执法文书经核对无误后，应当由卫生执法人员和当事人签名。当事人拒绝签名的，卫生执法人员应当注明情况。

二十一、如何保障传染病的预防、控制、监督工作?

县级以上地方人民政府按照本级政府职责负责本行政区域内传染病预防、控制、监督工作的日常经费。国务院卫生行政部门会同国务院有关部门，根据传染病流行趋势，确定全国传染病预防、控制、救治、监测、预测、预警、监督检查等项目。中央财政对困难地区实施重大传染病防治项目给予补助。省、自治区、直辖市人民政府根据本行政区域内传染病流行趋势，在国务院卫生行政部门确定的项目范围内，确定传染病预防、控制、监督等项目，并保障项目的实施经费。

国家加强基层传染病防治体系建设，扶持贫困地区和少数民族地区的传染病防治工作。地方各级人民政府应当保障城市社区、农村基层传染病预防工作的经费。

国家对患有特定传染病的困难人群实行医疗救助，减免医疗费用。具体办法由国务院卫生行政部门会同国务院财政部门等部门制定。

县级以上人民政府负责储备防治传染病的药品、医疗器械和其他物资，以备调用。

对从事传染病预防、医疗、科研、教学、现场处理疫情的人员，以及在生产、工作中接触传染病病原体的其他人员，有关单位应当按照国家规定，采取有效的卫生防护措施和医疗保健措施，并给予适当的津贴。

二十二、县级以上人民政府卫生行政部门违反传染病防控相关法规规定的应如何处理?

县级以上人民政府卫生行政部门违反规定有下列情形之一的由本级人民政府、上级人民政府卫生行政部门责令改正，通报批评；造成传染病传播、流行或者其他严重后果的，对负有责任的主管人员和其他直接责任人员依法给予行政处分；构成犯罪的依法追究刑事责任。

1. 未依法履行传染病疫情通报、报告或者公布职责，或者隐瞒、谎报、缓报传染病疫情。

2. 发生或者可能发生传染病传播时未及时采取预防、控制措施。

3. 未依法履行监督检查职责，或者发现违法行为不及时查处。

4. 未及时调查、处理单位和个人对下级卫生行政部门不履行传染病防治职责的举报。

5. 违反本法的其他失职、渎职行为。

二十三、疾病预防控制机构违反传染病防控法规规定的应如何处理?

疾病预防控制机构违反规定有下列情形之一的，由县级以上人民政府卫生行政部门责令限期改正，通报批评，给予警告；对负有责任的主管人员和其他直接责任人员，依法给予降级、撤职、开除的处分，并可以依法吊销有关责任人员的执业证书；构成犯罪的，依法追究刑事责任。

1. 未依法履行传染病监测职责。

2. 未依法履行传染病疫情报告、通报职责，或者隐瞒、谎报、缓报传染病疫情。

3. 未主动收集传染病疫情信息，或者对传染病疫情信息和疫情报告未及时进行分析、调查、核实。

4. 发现传染病疫情时未依据职责及时采取本法规定的措施。

5. 故意泄露传染病患者、病原携带者、疑似传染病患者、密切接触者涉及个人隐私的有关信息、资料。

二十四、医疗机构违反传染病法规规定时应如何处理?

医疗机构违反规定有下列情形之一的，由县级以上人民政府卫生行政部门责令改正，通报批评，给予警告；造成传染病传播、流行或者其他严重后果的，对负有责任的主管人员和其他直接责任人员依法给予降级、撤职、开除的处分，并可以依法吊销有关责任人员的执业证书；构成犯罪的，依法追究刑事责任。

1. 未按照规定承担本单位的传染病预防、控制工作、医院感染控制任务和责任区域内的传染病预防工作。

2. 未按照规定报告传染病疫情，或者隐瞒、谎报、缓报传染病疫情。

3. 发现传染病疫情时未按照规定对传染病患者、疑似传染病患者提供医疗救护、现场救援、接诊、转诊，或者拒绝接受转诊。

4. 未按照规定对本单位内被传染病病原体污染的场所、物品以及医疗废物实施消毒或者无害化处置。

5. 未按照规定对医疗器械进行消毒，或者对按照规定一次使用的医疗器具未予销毁，再次使用。

6. 在医疗救治过程中未按照规定保管医学记录资料。

7. 故意泄露传染病患者、病原携带者、疑似传染病患者、密切接触者涉及个人隐私的有关信息、资料。

二十五、单位和个人违反规定导致传染病传播、流行，给他人人身、财产造成损害的应如何处理?

单位和个人违反本法规定，导致传染病传播、流行，给他人人身、财产造成损害的，应当依法承担民事责任。

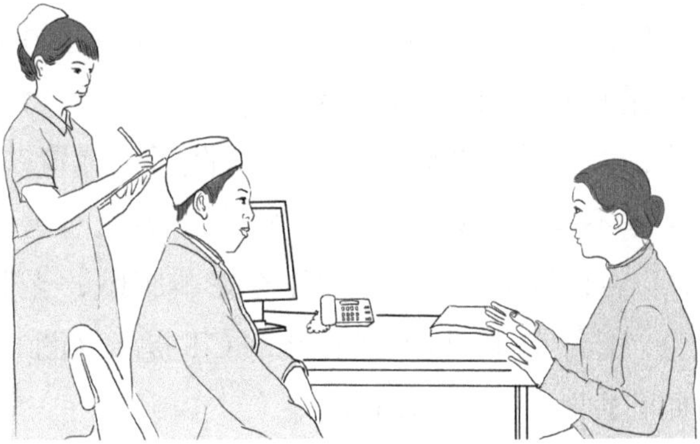

第五章

典型病例

一、病例 1

高××，男性，18 岁，战士。因咳嗽、发热 2 天入院。

入院时病情：患者于 2014 年 1 月 19 日始无明显诱因出现咳嗽，较剧烈，有少量白痰，能咳出，伴咽痒、头痛、乏力、食欲减退，继之出现发热，体温最高 39.0℃，在卫生队予以感冒药口服及头孢菌素静滴（具体不详）治疗 3 天，症状未见明显改善，发热持续，最高至 40.2℃，且咳嗽症状逐步加剧至影响睡眠，无胸痛及咯血，无胸闷、气急，1 月 21 日 23 时进行胸部 CT 提示（图 5-1）：左肺炎症。以“左侧肺炎”收住隔离病房。

入院时查体：体温：40.8℃，脉搏：110 次/分，呼吸：22 次/分，血压：103/49 mmHg。呈急性热病容，精神一般，全身皮肤无皮疹，全身浅表淋巴结无肿大。结膜无充血，巩膜无黄染，耳鼻检查无异常，咽部明显充血，扁桃体Ⅲ度肿大，咽后壁充血，有较多散在脓点。两肺呼吸音粗，左下肺可闻及湿性啰音。心率 110 次/分，律齐，心音正常。各瓣膜听诊区未闻及杂音，腹软无压痛，肝脾肋下未触及，脊柱、四肢及神经系统检查无异常。

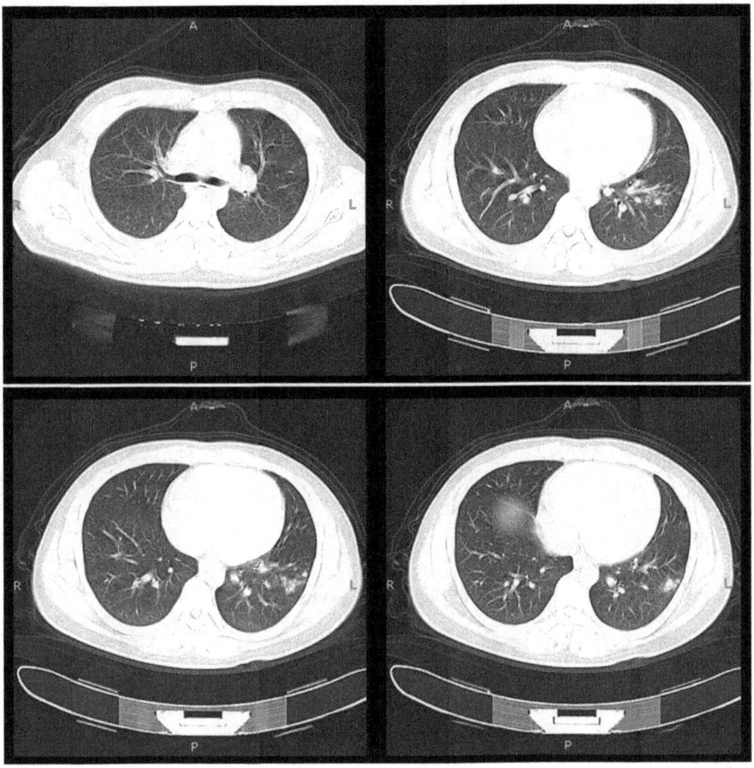

图 5-1　CT（2014-01-21）

入院后辅助检查：

1. 血常规：白细胞 8.5×10^9/L、红细胞4.55×10^{12}/L、血红蛋白 132 g /L、血小板计数 130×10^9/L、淋巴细胞百分比 5.3%、单核细胞百分比 2.4%、中性粒细胞百分比 92.3%。

2. 血生化：总蛋白 68 g /L、白蛋白 35 g /L、总胆红素 9 μmol/L、直接胆红素 2.9 μmol/L、谷丙转氨酶 26 U /L、乳酸脱氢酶 381 U /L、谷草转氨酶 15 U /L、碱性磷酸酶 35 U /L，γ-谷

氨酰转肽酶 15 U /L、血管紧张素转化酶 72 U /L、腺苷脱氨酶 13.9 U /L、肌酸激酶 60 U /L、淀粉酶 52 U /L、肌酐 56 μmol / L、尿素氮 5.4 mmol /L、血糖 5.8 mmol /L、尿酸 203 μmol /L、免疫球蛋白 M 0.74 g /L、免疫球蛋白 A 1.75 g /L、免疫球蛋白 G 16.3 g /L、补体 C_3 1.06 g /L、补体 C_4 0.246 g /L、总补体活性 55 U /ml，血钾、钠、氯、钙、磷、镁正常。

3. 凝血四项：凝血酶原时间 12.7 s、凝血酶原时间国际标准化比值 1.07、凝血酶时间测定 22.2 s、活化部分凝血酶原时间 36.3 s、纤维蛋白原 3.07 g/L、D-二聚体 0.25 mg/L；C 反应蛋白 10 mg/L、降钙素原 0.1 ng/ml。

4. 血气分析：各项指标均正常。

5. 心电图正常。

6. 腹部 B 超：肝胆胰脾肾未见异常。

7. 心脏彩超未见异常。

1 月 23 日咽拭子及血清病毒核酸检测报告腺病毒阳性。

入院诊断：左下肺炎。

诊疗经过：入院后给予利巴韦林及莲花清瘟胶囊抗病毒；舒普深静滴抗感染；丙种球蛋白 20 g /d、胸腺肽 3.2 mg /d 增强免疫力，复方甘草合剂、复方磷酸可的因溶液口服止咳、氨溴索及痰热清静滴止咳化痰；复方氨基酸静滴补充能量；兰索拉唑钠静滴、瑞巴派特片口服保护胃黏膜；复方阿嗪米特肠溶片助消化；口服酪酸梭菌活菌片维护肠道菌群，维持水电解质平衡、加强补液、营养以及对症支持治疗。并给甲强龙 320 mg /d 静滴以抑制过度炎症反应；但患者仍持续剧烈咳嗽，持续高热 39℃以上，最高达 40.8℃。

查体：扁桃体Ⅲ度大，咽后壁充血，较多散在脓点，两肺呼吸音低，左下肺闻及湿啰音。

1 月 23 日复查胸部 CT 提示：左肺炎症较 1 月 21 日有进展，当日甲强龙剂量加至 720 mg。24 日症状仍无明显改善，甲强龙剂量加至 1900 mg，同时调整抗生素，停舒普深改为美罗培南抗感染。

1 月 25 日复查胸部 CT 提示（图 5-2）左肺炎症较 1 月 23 日又有进展。甲强龙剂量增至 2500 mg，丙种球蛋白增加为 40 g /d，予异丙嗪 25 mg 肌注改善潮热症状，加强补液、营养及对症支持治疗。1 月 26 日甲强龙剂量继续维持为 2500 mg，患者咳嗽较前有所减轻，未再出现发热。1 月 27 日和 28 日甲强龙剂量维持为 3000 mg；1 月 29 日复查胸部 CT：左肺炎症较 2014 年 1 月 25 日进一步吸收好转，当日将甲强龙剂量减为 2000 mg /日。1 月 30 日、31 日及 2 月 1 日甲强龙剂量分别减为 1500 mg /d、1000 mg /d、780 mg /d，患者咳嗽症状逐步减轻，未再出现高热。

2 月 2 日复查凝血四项：纤维蛋白原 0.74 g /L、凝血酶原时间国际标准化比值 1.08、凝血酶时间测定 25.2 s、D -二聚体 0.7 mg /L，纤维蛋白原降低，予纤维蛋白原 1.5 g 静滴 1 次/d。

2 月 2 日复查胸部 CT：左肺肺炎较前减轻，左肺下叶后基底段出现新发病灶。考虑合并真菌感染可能，予美罗培南 1 g 1 次 /8 h、替考拉宁 400 mg /d 加强抗感染，停氟康唑改为科塞斯50 mg /d 抗真菌，2 月 2 日、3 日、4 日甲强龙剂量分别减量为620 mg /d、440 mg /d、300 mg /d,此后患者咳嗽症状逐渐减轻，未再出现发热，食欲增加，精神及睡眠好转，大小便正常。2 月 9 日复查血常规、尿粪常规、电解质、肝肾功能、心肌酶谱、血气分析等均恢复正常范围，继续康复治疗，甲强龙逐渐减量至停药。

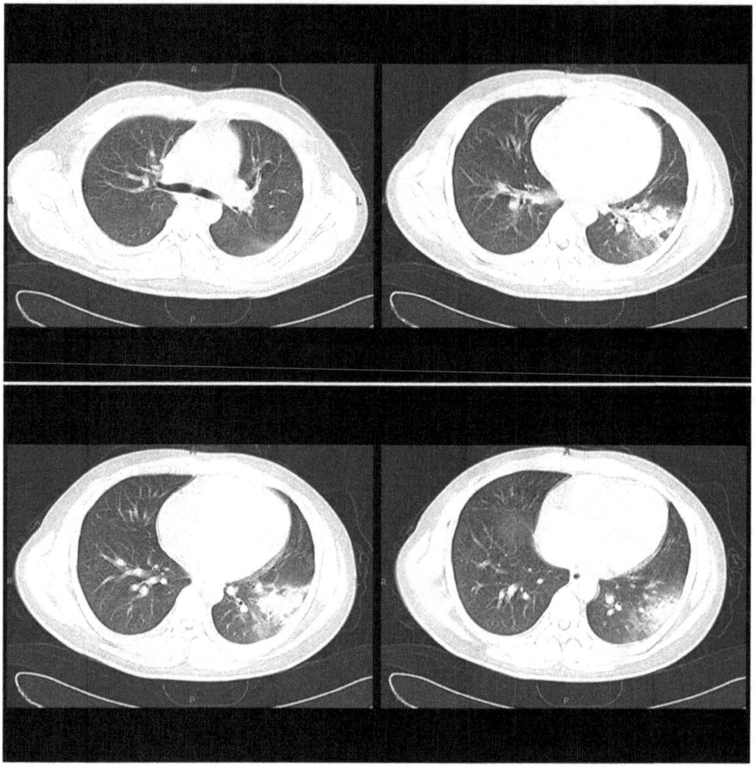

图 5-2　CT（2014-01-25）

2 月 20 日复查胸部 CT（图 5-3）肺部炎症基本吸收，于 2014 年 3 月 14 日痊愈出院。

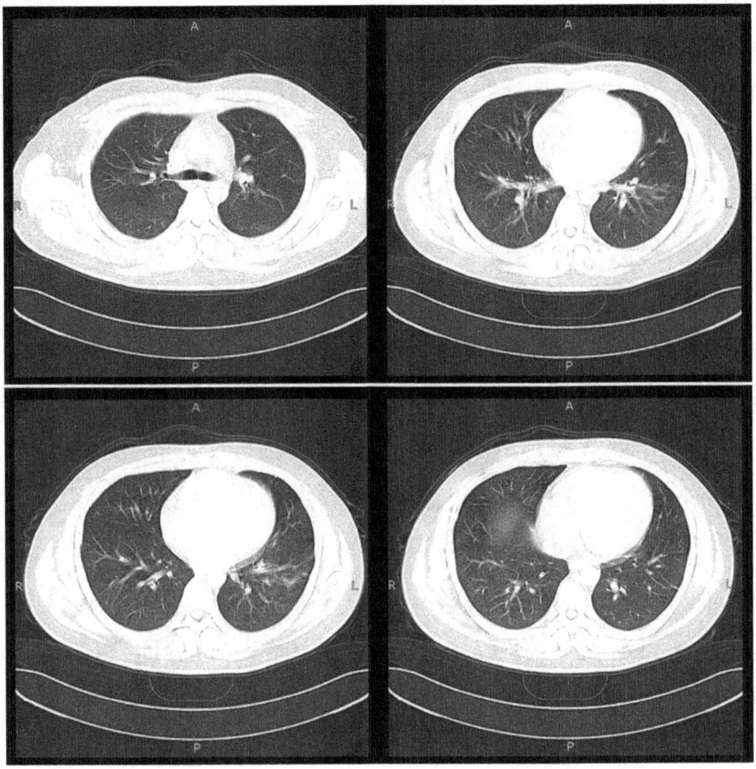

图 5-3　CT（2014-02-20）

出院诊断：①左侧腺病毒肺炎，重症；②低蛋白血症；③低钠血症；④凝血功能异常。

二、病例 2

王××，男性，19 岁，因“咳嗽 2 周，加重伴发热 4 d”于 2014 年 1 月 3 日入院。患者于 2013 年 12 月 20 日无明显诱因下出现咳嗽、咳痰，量少，不易咳出，伴鼻塞流涕，无胸闷、气急，自以为感冒未在意。12 月 31 日出现发热，体温 38.4℃，伴头晕、乏力，至浙江省××医院就诊，查血常规：白细胞 8.6×10^9/L，中性粒细胞 69.9%；2014 年 1 月 1 日胸部 CT 示双下肺少量炎症，予头孢噻肟钠、左氧氟沙星静滴，抗感染治疗 3 d 无好转，体温最高升至 40.4℃，同时咳嗽加重，痰不易咳出，伴乏力、食欲减退，四肢关节及肌肉酸痛。1 月 3 日以“双下肺炎”收住院。

入院时查体：体温 40.2℃，脉搏 96 次/分，呼吸：26 次/分，血压：138/98 mmHg。精神萎靡，热性病容。无皮疹，全身浅表淋巴结无肿大，结膜无充血水肿，咽部充血，扁桃体无肿大，悬雍垂居中。两肺呼吸音粗，双下肺可闻及散在湿性啰音，未闻及哮鸣音。心率 96 次/分，律齐，未闻及心杂音。腹部及神经系统检查无异常。

入院后辅助检查：

1. 血常规：白细胞 4.09×10^9/L、红细胞 4.03×10^{12}/L、血红蛋白 134 g /L、血小板 77×10^9/L，淋巴细胞百分比 18.0%、中性粒细胞百分比 76.7%、C 反应蛋白 79 mg /L。

2. 血生化：总蛋白 59 g /L、白蛋白 28 g /L、乳酸脱氢酶 1896 U/L、谷草转氨酶 97 U/L、肌酸激酶 1258 U/L、淀粉酶 51 U/L,腺苷脱氨酶 25 U/L，血糖 5.2 mmol/L、血钠 132 mmol/L，肌酐 59umol/L，尿素氮3.6 mmol/L。心肌梗死三合一阴性。

3. T 细胞亚群：CD_3、CD_4、CD_8 及 CD_4/CD_8 均正常；冷凝集试验阴性；结核杆菌抗体测定阳性；降钙素原 12.1 ng /ml。

4. 血气分析：pH 7.42、氧饱和度 88%、实际剩余碱 0 mmol/L、二氧化碳分压 36 mmHg、氧分压 52.5 mmHg；尿粪常规正常；抗“O” 204 U/ml，类风湿因子阴性；乙肝两对半阴性；巨细胞病毒 IgG 弱阳性，巨细胞病毒 IgM 阴性；HIV 阴性。

5. 凝血四项：凝血酶原时间 12.9 s、凝血酶时间测定 22.9 s、D-二聚体 17.28 mg /L、纤维蛋白原 2.14 g /L、血培养阴性；真菌 D 葡聚糖阴性，红细胞沉降率 24 mm /h。

6. 血免疫球蛋白测定：IgM 和 IgA 正常，IgG 37.9 g /L。

7. 心电图提示：窦性心律，Ⅰ度房室传导阻滞。

8. 腹部 B 超：肝胆胰脾肾未见异常，心脏彩超未见异常。

9. 肺功能检查：通气与弥散功能正常。

10. 2014 年 1 月 4 日复查胸部 CT 报告：左右肺上、中、下叶可见多发大片状密度增高阴影，边界不清，密度不均，其内可见支气管充气征，双侧胸膜增厚，可见少量胸腔积液，纵隔及颈部皮下气肿。1 月 9 日咽拭子及血清病毒核酸检测报告腺病毒阳性。

入院诊断：①双侧肺炎（重症），病毒感染可能；②Ⅰ型呼吸衰竭；③纵隔及颈部皮下气肿；④急性肝功能损害；⑤病毒性心肌损害。

入院后诊疗经过：入院后给予头孢他啶联合阿奇霉素抗感染，氨溴索，舍雷肽酶肠溶片，牛黄蛇胆川贝液止咳祛痰，维生素补液支持治疗。患者持续高热不退，体温最高 40℃，咳嗽，咳痰加重，痰不易咳出，并出现恶心，腹泻，解稀水样大便。食欲减退，睡眠欠佳。1 月 5 日复查胸部 CT（图 5-4）报告：两肺上、中、下叶可见多发斑片状密度增高影，较 1 月 1 日片明显进展，并可见颈部皮下及纵隔气肿。因患者①持续高热不退；②刺激性咳嗽频繁而剧烈，③血氧饱和度下降；④胸部 CT 提示肺部阴影进展迅速，范围累及多个肺叶；⑤合并肝功能损害，心肌损害。考虑重症肺炎。改用万古霉素抗感染，免疫球蛋白 10 g，每日 1 次，静滴，补液，营养支持，口服奥司他韦、连花清瘟抗病毒，中药痰热清静滴，并给予高氧面罩吸氧。1 月 6 日患者出现咽部不适、胸闷、呼吸急促、血压下降。血气分析提示低氧血症；血压偏低 90 /56 mmHg，心率 90 次/分，律齐；痰涂片示大量革兰阴性杆菌、少量革兰阳性杆菌。考虑革兰阴性杆菌感染可能性较大，加用美罗培南抗感染，还原型谷胱甘肽保肝，泮托拉唑抑制胃酸，同时积极辅以对症支持治疗，维持水电解质平衡等，加用利巴韦林 100 mg、2 次/d 静滴抗病毒，甲强龙80 mg、2 次/d。继续应用抑制胃酸药，防止应激性胃溃疡。

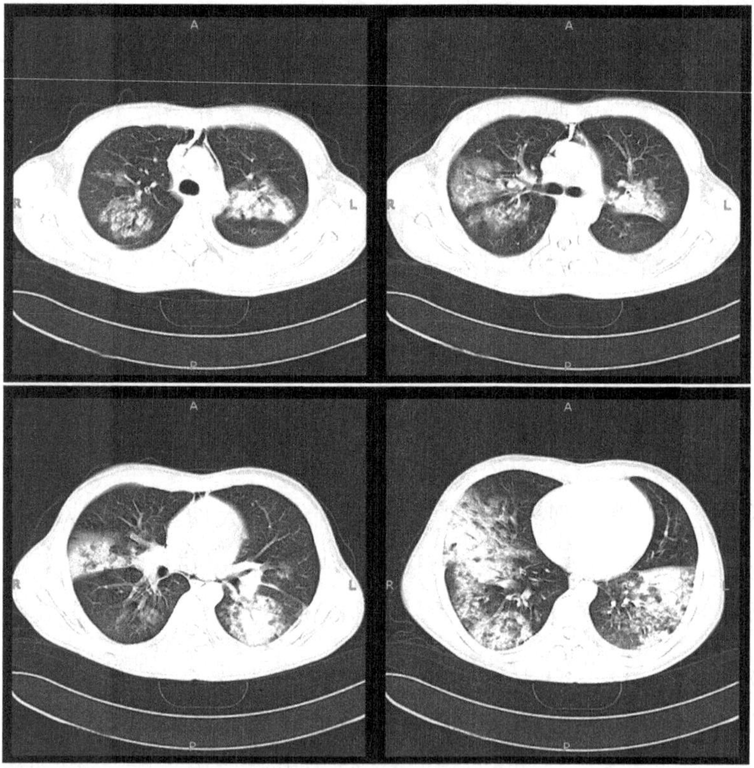

图 5-4　CT（2014-01-05）

1 月 8 日患者病情持续进展，出现体温偏低，持续 35.5℃，主诉乏力、食欲差，仍有咳嗽、咳痰，微黄，不易咳出；监测血压波动于 100～110 /50～70 mmHg，心率波动于 35～100 次/分，体温波动在 35.5～36.5℃。应用异丙肾上腺素持续泵注射［0.6 μg /(kg · h)］维持心率。1 月 8 日复查胸部 CT 提示：双肺弥漫性渗出样变，较前实变有加重，双侧胸膜增厚、少量胸腔积液，纵隔及颈部皮下气肿。给予：①面罩吸氧，5 L /min；②加强抗感染莫西沙星联合美罗培南；③抗病毒治疗：利巴韦林 400 mg，2 次/d；④大剂量激素冲击治疗：甲泼尼龙琥珀酸钠注射剂 1000 mg /d 静滴；⑤胸腺肽 α_1，丙种球蛋白 30 g /d，加强非特异性免疫支持；⑥人血白蛋白 20 g /日静滴；⑦对心肌、肝及肠道功能进行保护；⑧营养支持：肠内营养与肠外营养联合；⑨低分子肝素预防血栓；⑩密切监测生命体征，血气分析及水电解质酸碱平衡。1 月 10 日，患者精神状况有改善，深呼吸刺激性咳嗽程度减轻。食欲、乏力有所好转。可进食少量粥。

1 月 13 日复查胸部 CT 提示：双肺肺炎较 2014 年 1 月 8 日片明显吸收好转。甲泼尼龙减量为 780 mg /d，停莫西沙星，加用氟康唑 200 mg /d，预防真菌感染。1 月 15 日患者诉潮热明显，夜间睡眠差，体温恢复正常，呼吸平稳，鼻导管吸氧 2 L /min，无明显气急。不吸氧状态下氧饱和度 95%，下床活动约 1 小时。血气分析：提示酸碱度 7.45、氧饱和度 97%、氧分压 86.26 mmHg、二氧化碳分压 41.25 mmHg、实际剩余碱 5 mmol /L；复查血生化各项指标基本正常。甲泼尼龙剂量调整为 440 mg，以后激素逐渐减量，1 月 18 日患者诉偶有咳嗽，无咳痰。无胸闷、气急。查体：体温 36.6℃，脉搏 84 次/分，呼吸 19 次/分，血压 135 /75 mmHg，氧饱和度 98%。咽部红，扁桃体Ⅱ度肿大，少量白色膜状物附着，双肺呼吸音清，闻及干啰音，未闻及湿啰音。不吸氧状态，血气分析指标基本正常。

复查血常规基本正常，复查血生化肝肾功能正常，凝血 4 项正常。继续住院康复，2014 年 1 月 13 日复查胸部 CT（图 5-5）提示两肺炎症较前明显吸收、消散。

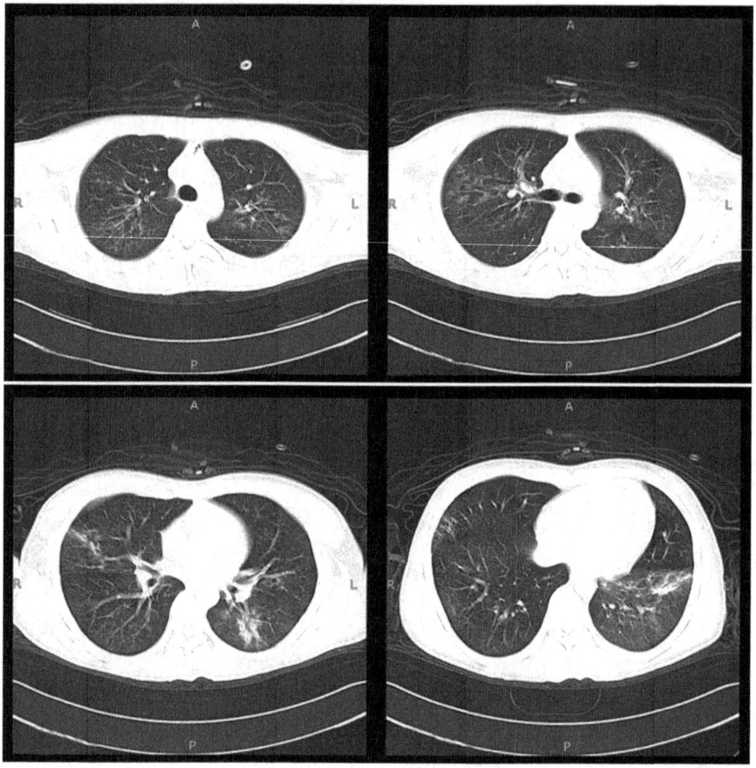

图 5-5　CT（2014-01-13）

2014 年 2 月 20 日复查胸部 CT（图 5-6）提示两肺炎症基本吸收。病情痊愈出院。

出院诊断：①双侧腺病毒肺炎（重症）；②Ⅰ型呼吸衰竭；③纵隔及颈部皮下气肿；④急性肝功能损害；⑤病毒性心肌损害。⑥凝血功能异常；⑦反应性精神异常。

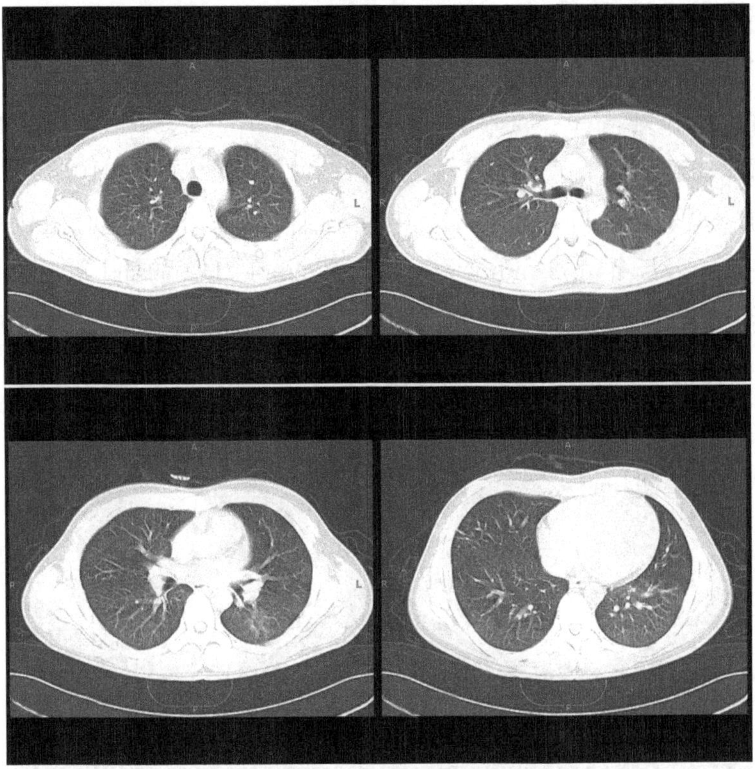

图 5-6　CT（2014-02-20）

三、病例 3

韦××，男性，38 岁，干部，间断咳嗽、咳痰、发热 1 个月，加重伴高热 6 天入院。

入院时情况：患者于 2013 年 12 月 18 日始无明显原因出现咳嗽，咳出多量黄脓痰，咽痛，发热 37.6℃，在卫生队给予“头孢呋辛、甲硝唑”静滴 3 d，症状缓解，未继续治疗。2014 年 1 月 5 日再次咳嗽，咳多量黄脓痰，继续在卫生队予“左氧氟沙星、病毒唑”静滴 5 d，症状缓解。1 月 14 日出现畏寒、寒战，继之发热，体温

38.5℃，伴剧烈咳嗽，咳少量白痰，咽痛、恶心、呕吐，至卫生队予“左氧氟沙星、病毒唑、头孢呋辛”等静滴抗感染 5 d，症状仍未缓解，体温升高至 39.6℃。遂即于 1 月 18 日 20：50 测体温达 40.2℃，查体双下肺有散在湿性啰音，血常规示白细胞 10.75×10^9/L、血小板计数 111×10^9/L、中性粒细胞 75.5%。查血生化：钾 2.7 mmol /L、钠 133 mmol /L、氯 95 mmol /L。胸部 CT（图 5-7）提示：右下肺、左下肺炎症。拟“双下肺炎”收住隔离病房。

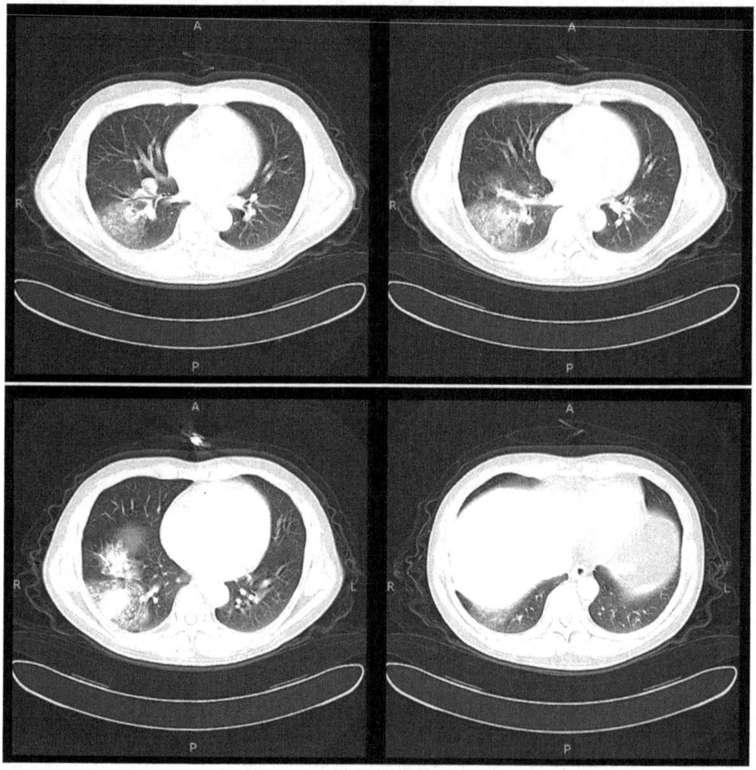

图 5-7　CT（2014-01-18）

入院时查体：体温 40.1℃，脉搏 98 次/分，呼吸稍急促，22 次/分，血压 126/80 mmHg，急性热病容，全身皮肤黏膜无黄染，未见皮疹。全身浅表淋巴结无肿大。结膜无充血水肿，咽部充血明显，扁桃体无肿大。双下肺叩诊呈实音。两肺呼吸音低，双肺未闻及明显湿性啰音及哮鸣音。心率 98 次/分，律齐，心音正常。各瓣膜听诊区未闻及杂音，腹部及神经系统检查无异常体征。

入院后辅助检查：

1. 血常规：白细胞 16.8×10^{9}/L、红细胞 4.51×10^{12}/L、血红蛋白 153 g/L、血小板 72×10^{9}/L，淋巴细胞百分比 6.2%、中性粒细胞百分比 90.8%、C 反应蛋白 209 mg/L。

2. 血生化：总蛋白 72 g/L、白蛋白 41 g/L、总胆红素 13.8 μmol/L，直接胆红素 4.4 μmol/L，乳酸脱氢酶 963 U/L、谷草转氨酶 190 U/L、谷丙转氨酶 96 U/L，肌酸激酶 308 U/L、淀粉酶 77 U/L，腺苷脱氨酶 21.6 U/L，γ 谷氨酰转肽酶 156 U/L，血糖 8.3 mmol/L、血钠 135 mmol/L，肌酐 68 μmol/L，尿素氮 4.0 mmol/L。抗链球菌素“O”正常，类风湿因子阴性；ENA 7 项均阴性；HIV 阴性。红细胞沉降率 64 mm/h，尿粪常规正常。

3. 乙肝两对半：HBsAb、HBeAb 和 HBcAb 均阳性；心肌梗死三合一阴性。

4. T 细胞亚群：CD_3、CD_4、CD_8 及 CD_4/CD_8 均正常；冷凝集试验阴性；结核杆菌抗体测定阴性；降钙素原 0.1 ng/ml。

5. 血气分析：pH 7.53、氧饱和度 97%、实际剩余碱 5.0 mmol/L、二氧化碳分压 33.0 mmHg、氧分压 78.5 mmHg；巨细胞病毒 IgG 阴性，巨细胞病毒 IgM 阴性。

6. 凝血四项：凝血酶原时间 12.2 s、凝血酶时间测定 19.2 s、

D-二聚体 3.99 mg /L、纤维蛋白原 4.99 g /L；血培养阴性；真菌 D 葡聚糖阴性。

7. 血免疫球蛋白测定：IgM、IgA 和 IgG 均正常。

8. 心电图正常。

9. 腹部 B 超：脂肪肝，胆囊息肉，胰脾肾未见异常，心脏彩超未见异常。

10. 肺功能检查：通气与弥散功能正常。

1 月 22 日咽拭子及血清病毒核酸检测报告腺病毒阳性。

入院诊断：①两肺肺炎（病毒、细菌、真菌混合感染可能大），重症；②脑桥胆脂瘤术后；③低钾血症。④胆囊息肉。

住院诊治经过：入院后予利巴韦林抗病毒，舒普深及拜复乐抗感染；大扶康抗真菌；胸腺肽 α_1 增强免疫力。入院当日予甲泼尼龙 440 mg 静滴，患者体温波动于 37.9～39.1℃，咳嗽无缓解。感胸闷、气急，氧饱和度 93%。20 日甲强龙剂量加大为 1000 mg，1 次 /d，同时加用美罗培南抗感染，丙种球蛋白 20 g /d 静滴增强免疫力。

21 日高热仍持续。血气分析酸碱度 7.53、氧分压 58.5 mmHg，氧饱和度 92%、二氧化碳分压 33 mmHg；血常规白细胞 16.8×10^9/L、血小板计数 72×10^9/L、中性粒细胞百分比 90.8%、C 反应蛋白 209 mg /L。复查胸部 CT（图 5-8）提示：右下肺大叶性肺炎实变加重，左下叶前基底段、后基底段小片实变影。考虑病情加重，甲强龙剂量增至 1500 mg /d，改用美罗培南、替考拉宁、大扶康抗感染；丙种球蛋白增加为 30 g /d，患者体温波动于 36～37.7℃，并出现烦躁，情绪不稳，有时胡言乱语，抗拒治疗；22 日予甘露醇脱水，奥氮平口服，阿普唑仑口服镇静等治疗。24 日以后患者体温恢复正常，精神好转，床上活动后气喘，吸氧状况下呼吸平稳，复查血气指标接近正常。复查胸部 CT 提示右肺实变阴影增大，渗出增多，左下肺实变阴影较前增大。将甲泼尼松龙剂量增至 3 g /d 冲击，丙种球蛋白增大至 50 g /d，停大扶康改科塞斯 70 mg /d 抗真菌治疗。27 日复查血气分析（吸氧 4 L /min）：酸碱度 7.52、二氧化碳分压37.5 mmHg、氧分压 96.01 mmHg，氧饱和度 98%。

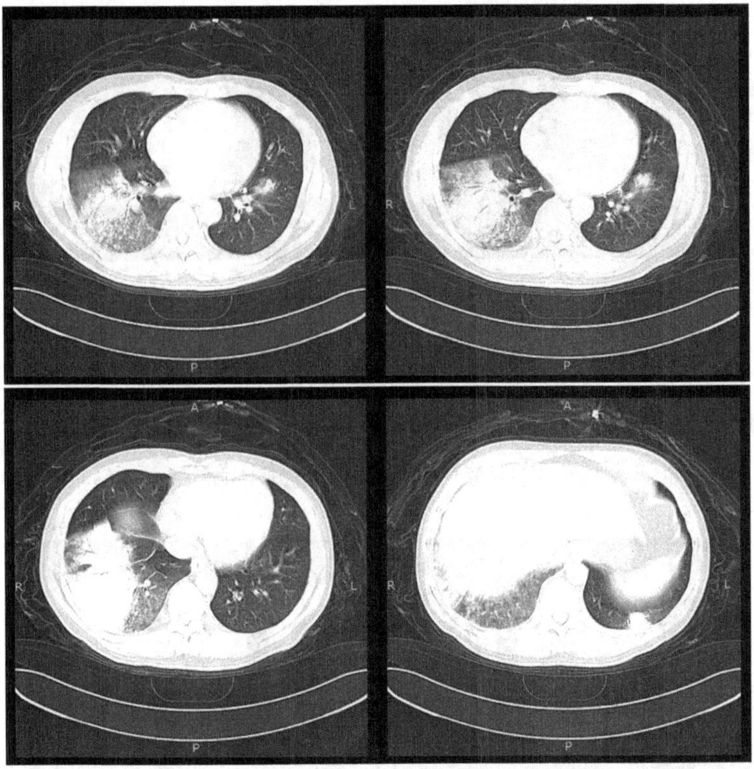

图 5-8　CT（2014-01-21）

28 日复查胸部 CT（图 5-9）提示双肺炎症较前有好转；血气指标改善，血生化提示转氨酶恢复正常，电解质正常，以后甲泼尼松龙逐渐减量。继续美罗培南联合替考拉宁抗炎、醋酸卡泊芬净抗真菌，并应用兰索拉唑保护胃黏膜，白蛋白、人血免疫球蛋白、胸腺肽、氨基酸、脂肪乳和多种维生素等支持，谷胱甘肽保护肝脏，氨溴索、乙酰半胱氨酸泡腾片祛痰；补充骨化三醇、铁剂、叶酸、维生素 B_{12}、钙剂，补钾等综合治疗，以后病情逐日好转。

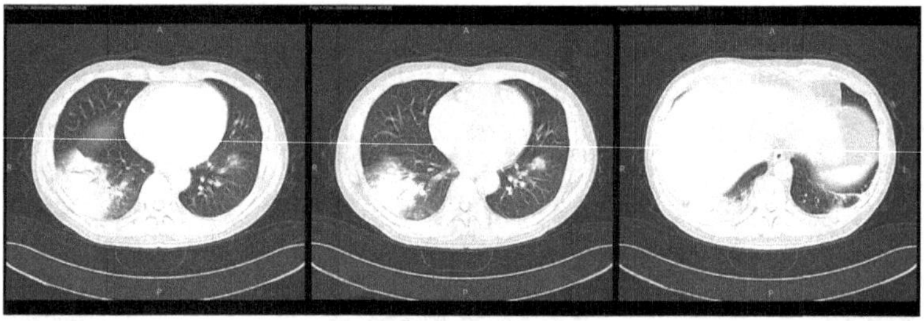

图 5-9　CT（2014-01-28）

2014 年 2 月 20 日患者咳嗽咳痰症状明显好转，体温正常，查体心肺腹未见异常。复查血象及肝肾功能正常，复查胸部 CT（图 5-10）提示肺部炎症较前明显吸收，病情痊愈出院。

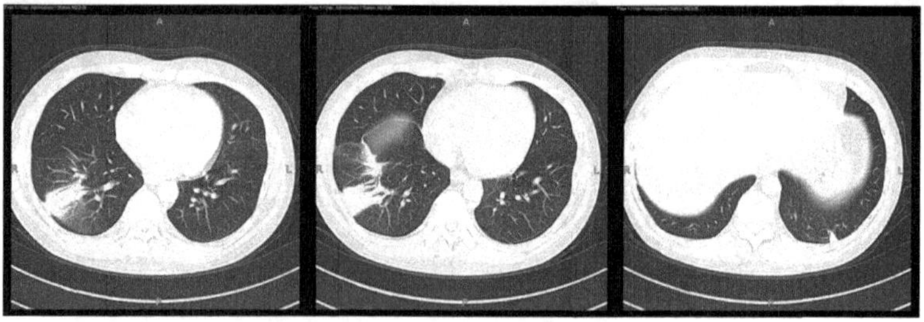

图 5-10　CT（2014-02-20）

出院诊断：①两肺腺病毒肺炎（重症）；②呼吸衰竭Ⅰ型；③病毒性心肌炎，心肌损害；④肝功能损害；⑤反应性精神异常。

参考文献

邓莹莹，陆普选，刘映霞，等，2010. 甲型 H1N1 流感肺炎的胸部 CT 表现及动态变化特点［J］. 中国医学影像技术，26（6）：1108-1111.

高小倩，金玉，谢志萍，等，2012. 南京地区 2010—2011 年度呼吸道感染患儿腺病毒的流行病学研究［J］. 病毒学报，5（12）：130-133.

李燕，何玲，2012. 小儿腺病毒肺炎的临床与影像表现研究进展［J］. 中国中西结合影像学杂志，10（4）：363-365.

赵京生，袁跃彬，王勇，等，2010. 一起军营腺病毒急性呼吸道感染暴发流行的报告［J］. 中华传染病杂志，28（4）：237-239.

中华人民共和国卫生部，国家中医药管理局，2003. 传染性非典型肺炎（SARS）诊疗方案［J］. 中华人民共和国卫生部公报，4：12-17.

钟礼立，梁沫，谢乐云，等，2011. 腺病毒肺炎 12 例临床分析［J］. 临床儿科杂志，29（8）：724-727.

Callaway Z，Kim SH，Kim JY，et al，2011. Adenovirus infection with serious pulmonary sequelae in Korean children［J］. Clin Respir J，5（2）：92-98.

Carr MJ，Kajon AE，Lu X，et al，2011. Deaths Associated with Human Adenovirus-14p1 Infections，Europe，2009 - 2010［J］. Emerg Infect Dis，17（8）：1402-1408.

Drucker NA，Colan SD，Lewis AB，et al，2013. Gamma-globulin treatment of acute myocarditis in the pediatric population [J] . Circulation, 89 (1): 252-257.

Gao XQ, Jin Y, Xie ZP, et al, 2012. Study on the epidemiological of respiratory tract infections in children with adenovirus in Nanjing from 2010 to 2011 [J] . Chin J Virol, 5 (12): 130-133.

Ishiko H, Aoki K, 2009. Spread of epidemic keratoconjunctivitis due to a novel serotype of human adenovirus in Japan [J] . J Clin Microbiol, 47 (8): 2678-2679.

Kajon AE, Lu X, Erdman DD, et al, 2010. Molecular epidemiology and brief history of emerging adenovirus 14-associated respiratory disease in the United States [J] . J Infect Dis, 202 (1): 93-103.

Kaneko H, Iida T, Ishiko H, et al, 2009. Analysis of the complete genome sequence of epidemic keratoconjunctivitis-related human adenovirus type 8, 19, 37 and a novel serotype [J] . J Gen Virol, 90 (Pt6): 1471-1476.

Lu X, Trujillo-Lopez E, Lott L, et al, 2013. Quantitative real-time PCR assay panel for detectionand type-specific identification of the epidemic respiratory human adenoviruses [J] . J Clin Microbiol, 51 (4): 1089-1093.

Lynch JP, Fishbein M, Echavarria M, et al, 2011. Adenovirus [J] . Semin Respir Crit Care Med, 32 (4): 494-511.

Maisch B, Pankuweit S, 2013. Standard and etiology-directed evidence-based therapiey in myocarditis: state of the art and future perspectives [J] . Heart Fail Rev, 18 (6): 761-795.

Ou ZY, Zeng QY, Wang FH, et al, 2011. Retrospective study of adenovirus in autopsied pulmonary tissue of pediatric fatal pneumonia in South China [J] . BMC Infect Dis, 21 (8): 122-128.

Robinson CM, Rajaiya J, Walsh MP, et al, 2009. Computational analysis of human adenovirus type 22 provides evidence for recombination among species D human adenoviruses in the penton base gene [J]. J Virol, 83 (17): 8980-8985.

Seto J, Walsh MP, Mahadevan P, et al, 2009. Genomic and bioinformatics analyses of HAdV-14p, reference strain of a re-emerging respiratory pathogen and analysis of B1/B2 [J]. Virus Res, 143 (1): 94-105.

Walsh MP, Seto J, Jones MS, et al, 2010. Computational analysis identifies human adenovirus type 55 as a re-emergent acute respiratory disease pathogen [J]. J Clin Microbiol, 48 (3): 991-993.

Yang Z, Zhu Z, Tang L, et al, 2009. Genomic analyses of recombinant adenovirus type 11a in China [J]. J Clin Microbiol, 47 (10): 3082-3090.

Yusof MA, Rashid TR, Thayan R, et al, 2012. Human adenovirus type 7 outbreak in police training center, malaysia, 2011 [J]. Emerg Infect Dis, 18 (5): 852-854.

Zhang Q, Seto D, Cao B, et al, 2012. Genome sequence of human adenovirus type 55, a re-emergent acute respiratory disease pathogen in China [J]. J Virol, 86 (22): 12441-12442.

Zhang Q, Seto D, Zhao S, et al, 2012. Genome sequence of the first human adenovirus type 14 isolated in China [J]. J Virol, 86 (12): 7019-7020.

Zhao JS, Yuan YB, Wang Y, et al, 2010. An outbreak of acute respiratory tract infection caused by adenovirus in a military camp [J]. Chin J Infect Dis, 28 (4): 237-239.

Zhu Z, Zhang Y, Xu S, et al, 2009. Outbreak of acute respiratory disease in China caused by B2 species of adenovirus type 11 [J]. J Clin Microbiol, 47 (3): 697-703.

附录 A

中华人民共和国传染病防治法

（1989 年 2 月 21 日第七届全国人民代表大会常务委员会第六次会议通过，2004 年 8 月 28 日第十届全国人民代表大会常务委员会第十一次会议修订，根据 2013 年 6 月 29 日第十二届全国人民代表大会常务委员会第三次会议《关于修改〈中华人民共和国文物保护法〉等十二部法律的决定》修正）

第一章 总 则

第一条 为了预防、控制和消除传染病的发生与流行，保障人体健康和公共卫生，制定本法。

第二条 国家对传染病防治实行预防为主的方针，防治结合、分类管理、依靠科学、依靠群众。

第三条 本法规定的传染病分为甲类、乙类和丙类。

甲类传染病是指：鼠疫、霍乱。

乙类传染病是指：传染性非典型肺炎、艾滋病、病毒性肝炎、脊髓灰质炎、人感染高致病性禽流感、麻疹、流行性出血热、狂犬病、流行性乙型脑炎、登革热、炭疽、细菌性和阿米巴性痢疾、肺结核、伤寒和副伤寒、流行性脑脊髓膜炎、百日咳、白喉、新生儿破伤风、猩红热、布鲁菌病、淋病、梅毒、钩端螺旋体病、血吸虫病、疟疾。

丙类传染病是指：流行性感冒、流行性腮腺炎、风疹、急性出血性结膜炎、麻风病、流行性和地方性斑疹伤寒、黑热病、包虫病、丝虫病，除霍乱、细菌性和阿米巴性痢疾、伤寒和副伤寒以外的感染性腹泻病。上述规定以外的其他传染病，根据其暴发、流行情况和危害程度，需要列入乙类、丙类传染病的，由国务院卫生行政部门决定并予以公布。

国务院卫生行政部门根据传染病暴发、流行情况和危害程度，可以决定增加、减少或者调整乙类、丙类传染病病种并予以公布。

第四条 对乙类传染病中传染性非典型肺炎、炭疽中的肺炭疽和人感染高致病性禽流感，采取本法所称甲类传染病的预防、控制措施。其他乙类传染病和突发原因不明的传染病需要采取本法所称甲类传染病的预防、控制措施的，由国务院卫生行政部门及时报经国务院批准后予以公布、实施。

需要解除依照前款规定采取的甲类传染病预防、控制措施的，由国务院卫生行政部门报经国务院批准后予以公布。

省、自治区、直辖市人民政府对本行政区域内常见、多发的其他地方性传染病，可以根据情况决定按照乙类或者丙类传染病管理并予以公布，报国务院卫生行政部门备案。

第五条 各级人民政府领导传染病防治工作。县级以上人民政府制定传染病防治规划并组织实施，建立健全传染病防治的疾病预防控制、医疗救治和监督管理体系。

第六条 国务院卫生行政部门主管全国传染病防治及其监督管理工作。县级以上地方人民政府卫生行政部门负责本行政区域内的传染病防治及其监督管理工作。

县级以上人民政府其他部门在各自的职责范围内负责传染病防治

工作。

军队的传染病防治工作，依照本法和国家有关规定办理，由中国人民解放军卫生主管部门实施监督管理。

第七条 各级疾病预防控制机构承担传染病监测、预测、流行病学调查、疫情报告以及其他预防、控制工作。医疗机构承担与医疗救治有关的传染病防治工作和责任区域内的传染病预防工作。城市社区和农村基层医疗机构在疾病预防控制机构的指导下，承担城市社区、农村基层相应的传染病防治工作。

第八条 国家发展现代医学和中医药等传统医学，支持和鼓励开展传染病防治的科学研究，提高传染病防治的科学技术水平。国家支持和鼓励开展传染病防治的国际合作。

第九条 国家支持和鼓励单位和个人参与传染病防治工作。各级人民政府应当完善有关制度，方便单位和个人参与防治传染病的宣传教育、疫情报告、志愿服务和捐赠活动。居民委员会、村民委员会应当组织居民、村民参与社区、农村的传染病预防与控制活动。

第十条 国家开展预防传染病的健康教育。新闻媒体应当无偿开展传染病防治和公共卫生教育的公益宣传。各级各类学校应当对学生进行健康知识和传染病预防知识的教育。

医学院校应当加强预防医学教育和科学研究，对在校学生以及其他与传染病防治相关人员进行预防医学教育和培训，为传染病防治工作提供技术支持。疾病预防控制机构、医疗机构应当定期对其工作人员进行传染病防治知识、技能的培训。

第十一条 对在传染病防治工作中做出显著成绩和贡献的单位和个人，给予表彰和奖励。对因参与传染病防治工作致病、致残、死亡的人员，按照有关规定给予补助、抚恤。

第十二条　在中华人民共和国领域内的一切单位和个人，必须接受疾病预防控制机构、医疗机构有关传染病的调查、检验、采集样本、隔离治疗等预防、控制措施，如实提供有关情况。疾病预防控制机构、医疗机构不得泄露涉及个人隐私的有关信息、资料。卫生行政部门以及其他有关部门、疾病预防控制机构和医疗机构因违法实施行政管理或者预防、控制措施，侵犯单位和个人合法权益的，有关单位和个人可以依法申请行政复议或者提起诉讼。

第二章　传染病预防

第十三条　各级人民政府组织开展群众性卫生活动，进行预防传染病的健康教育，倡导文明健康的生活方式，提高公众对传染病的防治意识和应对能力，加强环境卫生建设，消除鼠害和蚊、蝇等病媒生物的危害。各级人民政府农业、水利、林业行政部门按照职责分工负责指导和组织消除农田、湖区、河流、牧场、林区的鼠害与血吸虫危害，以及其他传播传染病的动物和病媒生物的危害。铁路、交通、民用航空行政部门负责组织消除交通工具以及相关场所的鼠害和蚊、蝇等病媒生物的危害。

第十四条　地方各级人民政府应当有计划地建设和改造公共卫生设施，改善饮用水卫生条件，对污水、污物、粪便进行无害化处置。

第十五条　国家实行有计划的预防接种制度。国务院卫生行政部门和省、自治区、直辖市人民政府卫生行政部门，根据传染病预防、控制的需要，制定传染病预防接种规划并组织实施。用于预防接种的疫苗必须符合国家质量标准。国家对儿童实行预防接种证制度。国家免疫规划项目的预防接种实行免费。医疗机构、疾病预防控制机构与儿童的监护人应当相互配合，保证儿童及时接受预防接种。具体办法由国务院制定。

第十六条 国家和社会应当关心、帮助传染病患者、病原携带者和疑似传染病患者，使其得到及时救治。任何单位和个人不得歧视传染病患者、病原携带者和疑似传染病患者。传染病患者、病原携带者和疑似传染病患者，在治愈前或者在排除传染病嫌疑前，不得从事法律、行政法规和国务院卫生行政部门规定禁止从事的易使该传染病扩散的工作。

第十七条 国家建立传染病监测制度。国务院卫生行政部门制定国家传染病监测规划和方案。省、自治区、直辖市人民政府卫生行政部门根据国家传染病监测规划和方案，制定本行政区域的传染病监测计划和工作方案。各级疾病预防控制机构对传染病的发生、流行以及影响其发生、流行的因素，进行监测；对国外发生、国内尚未发生的传染病或者国内新发生的传染病，进行监测。

第十八条 各级疾病预防控制机构在传染病预防控制中履行下列职责：

（一）实施传染病预防控制规划、计划和方案；

（二）收集、分析和报告传染病监测信息，预测传染病的发生、流行趋势；

（三）开展对传染病疫情和突发公共卫生事件的流行病学调查、现场处理及其效果评价；

（四）开展传染病实验室检测、诊断、病原学鉴定；

（五）实施免疫规划，负责预防性生物制品的使用管理；

（六）开展健康教育、咨询，普及传染病防治知识；

（七）指导、培训下级疾病预防控制机构及其工作人员开展传染病监测工作；

（八）开展传染病防治应用性研究和卫生评价，提供技术咨询。国家、省级疾病预防控制机构负责对传染病发生、流行以及分布进行监测，对重大传染病流行趋势进行预测，提出预防控制对策，参与并指导对暴发的疫情进行调查处理，开展传染病病原学鉴定，建立检测质量控制体系，开展应用性研究和卫生评价。设区的市和县级疾病预防控制机构负责传染病预防控制规划、方案的落实，组织实施免疫、消毒、控制病媒生物的危害，普及传染病防治知识，负责本地区疫情和突发公共卫生事件监测、报告，开展流行病学调查和常见病原微生物检测。

第十九条 国家建立传染病预警制度。国务院卫生行政部门和省、自治区、直辖市人民政府根据传染病发生、流行趋势的预测，及时发出传染病预警，根据情况予以公布。

第二十条 县级以上地方人民政府应当制定传染病预防、控制预案，报上一级人民政府备案。传染病预防、控制预案应当包括以下主要内容：

（一）传染病预防控制指挥部的组成和相关部门的职责；

（二）传染病的监测、信息收集、分析、报告、通报制度；

（三）疾病预防控制机构、医疗机构在发生传染病疫情时的任务与职责；

（四）传染病暴发、流行情况的分级以及相应的应急工作方案；

（五）传染病预防、疫点疫区现场控制，应急设施、设备、救治药品和医疗器械以及其他物资和技术的储备与调用。地方人民政府和疾病预防控制机构接到国务院卫生行政部门或者省、自治区、直辖市人民政府发出的传染病预警后，应当按照传染病预防、控制预案，采取相应的预防、控制措施。

第二十一条 医疗机构必须严格执行国务院卫生行政部门规定的管理制度、操作规范，防止传染病的医源性感染和医院感染。医疗机构应当确定专门的部门或者人员，承担传染病疫情报告、本单位的传染病预防、控制以及责任区域内的传染病预防工作；承担医疗活动中与医院感染有关的危险因素监测、安全防护、消毒、隔离和医疗废物处置工作。疾病预防控制机构应当指定专门人员负责对医疗机构内传染病预防工作进行指导、考核，开展流行病学调查。

第二十二条 疾病预防控制机构、医疗机构的实验室和从事病原微生物实验的单位，应当符合国家规定的条件和技术标准，建立严格的监督管理制度，对传染病病原体样本按照规定的措施实行严格监督管理，严防传染病病原体的实验室感染和病原微生物的扩散。

第二十三条 采供血机构、生物制品生产单位必须严格执行国家有关规定，保证血液、血液制品的质量。禁止非法采集血液或者组织他人出卖血液。疾病预防控制机构、医疗机构使用血液和血液制品，必须遵守国家有关规定，防止因输入血液、使用血液制品引起经血液传播疾病的发生。

第二十四条 各级人民政府应当加强艾滋病的防治工作，采取预防、控制措施，防止艾滋病的传播。具体办法由国务院制定。

第二十五条 县级以上人民政府农业、林业行政部门以及其他有关部门，依据各自的职责负责与人畜共患传染病有关的动物传染病的防治管理工作。与人畜共患传染病有关的野生动物、家畜家禽，经检疫合格后，方可出售、运输。

第二十六条 国家建立传染病菌种、毒种库。对传染病菌种、毒种和传染病检测样本的采集、保藏、携带、运输和使用实行分类管理，建立健全严格的管理制度。对可能导致甲类传染病传播的以及国务院卫生行政部门规定的菌种、毒种和传染病检测样本，确需采集、保藏、携带、运输和使用的，须经省级以上人民政府卫生行政部门批准。具体办法由国务院制定。

第二十七条 对被传染病病原体污染的污水、污物、场所和物品，有关单位和个人必须在疾病预防控制机构的指导下或者按照其提出的卫生要求，进行严格消毒处理；拒绝消毒处理的，由当地卫生行政部门或者疾病预防控制机构进行强制消毒处理。

第二十八条 在国家确认的自然疫源地计划兴建水利、交通、旅游、能源等大型建设项目的，应当事先由省级以上疾病预防控制机构对施工环境进行卫生调查。建设单位应当根据疾病预防控制机构的意见，采取必要的传染病预防、控制措施。施工期间，建设单位应当设专人负责工地上的卫生防疫工作。工程竣工后，疾病预防控制机构应当对可能发生的传染病进行监测。

第二十九条 用于传染病防治的消毒产品、饮用水供水单位供应的饮用水和涉及饮用水卫生安全的产品，应当符合国家卫生标准和卫生规范。饮用水供水单位从事生产或者供应活动，应当依法取得卫生许可证。生产用于传染病防治的消毒产品的单位和生产用于传染病防治的消毒产品，应当经省级以上人民政府卫生行政部门审批。具体办法由国务院制定。

第三章 疫情报告、通报和公布

第三十条 疾病预防控制机构、医疗机构和采供血机构及其执行职务的人员发现本法规定的传染病疫情或者发现其他传染病暴发、流行以及突发原因不明的传染病时，应当遵循疫情报告属地管理原则，按照国务院规定的或者国务院卫生行政部门规定的内容、程序、方式和时限报告。军队医疗机构向社会公众提供医疗服务，发现前款规定的传染病疫情时，应当按照国务院卫生行政部门的规定报告。

第三十一条 任何单位和个人发现传染病患者或者疑似传染病患者时，应当及时向附近的疾病预防控制机构或者医疗机构报告。

第三十二条 港口、机场、铁路疾病预防控制机构以及国境卫生检疫机关发现甲类传染病患者、病原携带者、疑似传染病患者时，应当按照国家有关规定立即向国境口岸所在地的疾病预防控制机构或者所在地县级以上地方人民政府卫生行政部门报告并互相通报。

第三十三条 疾病预防控制机构应当主动收集、分析、调查、核实传染病疫情信息。接到甲类、乙类传染病疫情报告或者发现传染病暴发、流行时，应当立即报告当地卫生行政部门，由当地卫生行政部门立即报告当地人民政府，同时报告上级卫生行政部门和国务院卫生行政部门。疾病预防控制机构应当设立或者指定专门的部门、人员负责传染病疫情信息管理工作，及时对疫情报告进行核实、分析。

第三十四条 县级以上地方人民政府卫生行政部门应当及时向本行政区域内的疾病预防控制机构和医疗机构通报传染病疫情以及监测、预警的相关信息。接到通报的疾病预防控制机构和医疗机构应当及时告知本单位的有关人员。

第三十五条 国务院卫生行政部门应当及时向国务院其他有关部门和各省、自治区、直辖市人民政府卫生行政部门通报全国传染病疫情以及监测、预警的相关信息。毗邻的以及相关的地方人民政府卫生行政部门，应当及时互相通报本行政区域的传染病疫情以及监测、预警的相关信息。县级以上人民政府有关部门发现传染病疫情时，应当及时向同级人民政府卫生行政部门通报。中国人民解放军卫生主管部门发现传染病疫情时，应当向国务院卫生行政部门通报。

第三十六条 动物防疫机构和疾病预防控制机构，应当及时互相通报动物间和人间发生的人畜共患传染病疫情以及相关信息。

第三十七条 依照本法的规定负有传染病疫情报告职责的人民政府有关部门、疾病预防控制机构、医疗机构、采供血机构及其工作人员，不得隐瞒、谎报、缓报传染病疫情。

第三十八条 国家建立传染病疫情信息公布制度。国务院卫生行政部门定期公布全国传染病疫情信息。省、自治区、直辖市人民政府卫生行政部门定期公布本行政区域的传染病疫情信息。

传染病暴发、流行时，国务院卫生行政部门负责向社会公布传染病疫情信息，并可以授权省、自治区、直辖市人民政府卫生行政部门向社会公布本行政区域的传染病疫情信息。公布传染病疫情信息应当及时、准确。

第四章 疫情控制

第三十九条 医疗机构发现甲类传染病时，应当及时采取下列措施：

（一）对患者、病原携带者，予以隔离治疗，隔离期限根据医学检查结果确定；

（二）对疑似患者，确诊前在指定场所单独隔离治疗；

（三）对医疗机构内的患者、病原携带者、疑似患者的密切接触者，在指定场所进行医学观察和采取其他必要的预防措施。拒绝隔离治疗或者隔离期未满擅自脱离隔离治疗的，可以由公安机关协助医疗机构采取强制隔离治疗措施。医疗机构发现乙类或者丙类传染病患者，应当根据病情采取必要的治疗和控制传播措施。医疗机构对本单位内被传染病病原体污染的场所、物品以及医疗废物，必须依照法律、法规的规定实施消毒和无害化处置。

第四十条 疾病预防控制机构发现传染病疫情或者接到传染病疫情报告时，应当及时采取下列措施：

（一）对传染病疫情进行流行病学调查，根据调查情况提出划定疫点、疫区的建议，对被污染的场所进行卫生处理，对密切接触者，在指定场所进行医学观察和采取其他必要的预防措施，并向卫生行政部门提出疫情控制方案；

（二）传染病暴发、流行时，对疫点、疫区进行卫生处理，向卫生行政部门提出疫情控制方案，并按照卫生行政部门的要求采取措施；

（三）指导下级疾病预防控制机构实施传染病预防、控制措施，组织、指导有关单位对传染病疫情的处理。

第四十一条 对已经发生甲类传染病病例的场所或者该场所内的特定区域的人员，所在地的县级以上地方人民政府可以实施隔离措施，并同时向上一级人民政府报告；接到报告的上级人民政府应当即时作出是否批准的决定。上级人民政府作出不予批准决定的，实施隔离措施的人民政府应当立即解除隔离措施。在隔离期间，实施隔离措施的人民政府应当对被隔离人员提供生活保障；被隔离人员有工作单位的，所在单位不得停止支付其隔离期间的工作报酬。

隔离措施的解除，由原决定机关决定并宣布。

第四十二条 传染病暴发、流行时，县级以上地方人民政府应当立即组织力量，按照预防、控制预案进行防治，切断传染病的传播途径，必要时，报经上一级人民政府决定，可以采取下列紧急措施并予以公告：

（一）限制或者停止集市、影剧院演出或者其他人群聚集的活动；

（二）停工、停业、停课；

（三）封闭或者封存被传染病病原体污染的公共饮用水源、食品以及相关物品；

（四）控制或者扑杀染疫野生动物、家畜家禽；

（五）封闭可能造成传染病扩散的场所。上级人民政府接到下级人民政府关于采取前款所列紧急措施的报告时，应当即时作出决定。紧急措施的解除，由原决定机关决定并宣布。

第四十三条　甲类、乙类传染病暴发、流行时，县级以上地方人民政府报经上一级人民政府决定，可以宣布本行政区域部分或者全部为疫区；国务院可以决定并宣布跨省、自治区、直辖市的疫区。县级以上地方人民政府可以在疫区内采取本法第四十二条规定的紧急措施，并可以对出入疫区的人员、物资和交通工具实施卫生检疫。省、自治区、直辖市人民政府可以决定对本行政区域内的甲类传染病疫区实施封锁；但是，封锁大、中城市的疫区或者封锁跨省、自治区、直辖市的疫区，以及封锁疫区导致中断干线交通或者封锁国境的，由国务院决定。疫区封锁的解除，由原决定机关决定并宣布。

第四十四条　发生甲类传染病时，为了防止该传染病通过交通工具及其乘运的人员、物资传播，可以实施交通卫生检疫。具体办法由国务院制定。

第四十五条　传染病暴发、流行时，根据传染病疫情控制的需要，国务院有权在全国范围或者跨省、自治区、直辖市范围内，县级以上地方人民政府有权在本行政区域内紧急调集人员或者调用储备物资，临时征用房屋、交通工具以及相关设施、设备。紧急调集人员的，应当按照规定给予合理报酬。临时征用房屋、交通工具以及相关设施、设备的，应当依法给予补偿；能返还的，应当及时返还。

第四十六条　患甲类传染病、炭疽死亡的，应当将尸体立即进行卫生处理，就近火化。患其他传染病死亡的，必要时，应当将尸体进行卫生处理后火化或者按照规定深埋。为了查找传染病病因，医疗机构在必要时可以按照国务院卫生行政部门的规定，对传染病患者尸体或者疑似传染病患者尸体进行解剖查验，并应当告知死者家属。

第四十七条 疫区中被传染病病原体污染或者可能被传染病病原体污染的物品，经消毒可以使用的，应当在当地疾病预防控制机构的指导下，进行消毒处理后，方可使用、出售和运输。

第四十八条 发生传染病疫情时，疾病预防控制机构和省级以上人民政府卫生行政部门指派的其他与传染病有关的专业技术机构，可以进入传染病疫点、疫区进行调查、采集样本、技术分析和检验。

第四十九条 传染病暴发、流行时，药品和医疗器械生产、供应单位应当及时生产、供应防治传染病的药品和医疗器械。铁路、交通、民用航空经营单位必须优先运送处理传染病疫情的人员以及防治传染病的药品和医疗器械。县级以上人民政府有关部门应当做好组织协调工作。

第五章　医疗救治

第五十条 县级以上人民政府应当加强和完善传染病医疗救治服务网络的建设，指定具备传染病救治条件和能力的医疗机构承担传染病救治任务，或者根据传染病救治需要设置传染病医院。

第五十一条 医疗机构的基本标准、建筑设计和服务流程，应当符合预防传染病医院感染的要求。医疗机构应当按照规定对使用的医疗器械进行消毒；对按照规定一次使用的医疗器具，应当在使用后予以销毁。医疗机构应当按照国务院卫生行政部门规定的传染病诊断标准和治疗要求，采取相应措施，提高传染病医疗救治能力。

第五十二条 医疗机构应当对传染病患者或者疑似传染病患者提供医疗救护、现场救援和接诊治疗，书写病历记录以及其他有关资料，并妥善保管。医疗机构应当实行传染病预检、分诊制度；对传染病患者、疑似传染病患者，应当引导至相对隔离的分诊点进行初诊。医疗机构不具备相应救治能力的，应当将患者及其病历记录复印件一并转至具备相应救治能力的医疗机构。具体办法由国务院卫生行政部门规定。

第六章 监督管理

第五十三条 县级以上人民政府卫生行政部门对传染病防治工作履行下列监督检查职责：

（一）对下级人民政府卫生行政部门履行本法规定的传染病防治职责进行监督检查；

（二）对疾病预防控制机构、医疗机构的传染病防治工作进行监督检查；

（三）对采供血机构的采供血活动进行监督检查；

（四）对用于传染病防治的消毒产品及其生产单位进行监督检查，并对饮用水供水单位从事生产或者供应活动以及涉及饮用水卫生安全的产品进行监督检查；

（五）对传染病菌种、毒种和传染病检测样本的采集、保藏、携带、运输、使用进行监督检查；

（六）对公共场所和有关单位的卫生条件和传染病预防、控制措施进行监督检查。省级以上人民政府卫生行政部门负责组织对传染病防治重大事项的处理。

第五十四条 县级以上人民政府卫生行政部门在履行监督检查职

责时，有权进入被检查单位和传染病疫情发生现场调查取证，查阅或者复制有关的资料和采集样本。被检查单位应当予以配合，不得拒绝、阻挠。

第五十五条 县级以上地方人民政府卫生行政部门在履行监督检查职责时，发现被传染病病原体污染的公共饮用水源、食品以及相关物品，如不及时采取控制措施可能导致传染病传播、流行的，可以采取封闭公共饮用水源、封存食品以及相关物品或者暂停销售的临时控制措施，并予以检验或者进行消毒。经检验，属于被污染的食品，应当予以销毁；对未被污染的食品或者经消毒后可以使用的物品，应当解除控制措施。

第五十六条 卫生行政部门工作人员依法执行职务时，应当不少于两人，并出示执法证件，填写卫生执法文书。卫生执法文书经核对无误后，应当由卫生执法人员和当事人签名。当事人拒绝签名的，卫生执法人员应当注明情况。

第五十七条 卫生行政部门应当依法建立健全内部监督制度，对其工作人员依据法定职权和程序履行职责的情况进行监督。上级卫生行政部门发现下级卫生行政部门不及时处理职责范围内的事项或者不履行职责的，应当责令纠正或者直接予以处理。

第五十八条 卫生行政部门及其工作人员履行职责，应当自觉接受社会和公民的监督。单位和个人有权向上级人民政府及其卫生行政部门举报违反本法的行为。接到举报的有关人民政府或者其卫生行政部门，应当及时调查处理。

第七章　保障措施

第五十九条 国家将传染病防治工作纳入国民经济和社会发展计

划，县级以上地方人民政府将传染病防治工作纳入本行政区域的国民经济和社会发展计划。

第六十条 县级以上地方人民政府按照本级政府职责负责本行政区域内传染病预防、控制、监督工作的日常经费。国务院卫生行政部门会同国务院有关部门，根据传染病流行趋势，确定全国传染病预防、控制、救治、监测、预测、预警、监督检查等项目。中央财政对困难地区实施重大传染病防治项目给予补助。省、自治区、直辖市人民政府根据本行政区域内传染病流行趋势，在国务院卫生行政部门确定的项目范围内，确定传染病预防、控制、监督等项目，并保障项目的实施经费。

第六十一条 国家加强基层传染病防治体系建设，扶持贫困地区和少数民族地区的传染病防治工作。地方各级人民政府应当保障城市社区、农村基层传染病预防工作的经费。

第六十二条 国家对患有特定传染病的困难人群实行医疗救助，减免医疗费用。具体办法由国务院卫生行政部门会同国务院财政部门等部门制定。

第六十三条 县级以上人民政府负责储备防治传染病的药品、医疗器械和其他物资，以备调用。

第六十四条 对从事传染病预防、医疗、科研、教学、现场处理疫情的人员，以及在生产、工作中接触传染病病原体的其他人员，有关单位应当按照国家规定，采取有效的卫生防护措施和医疗保健措施，并给予适当的津贴。

第八章 法律责任

第六十五条 地方各级人民政府未依照本法的规定履行报告职责，

或者隐瞒、谎报、缓报传染病疫情，或者在传染病暴发、流行时，未及时组织救治、采取控制措施的，由上级人民政府责令改正，通报批评；造成传染病传播、流行或者其他严重后果的，对负有责任的主管人员，依法给予行政处分；构成犯罪的，依法追究刑事责任。

第六十六条 县级以上人民政府卫生行政部门违反本法规定，有下列情形之一的，由本级人民政府、上级人民政府卫生行政部门责令改正，通报批评；造成传染病传播、流行或者其他严重后果的，对负有责任的主管人员和其他直接责任人员，依法给予行政处分；构成犯罪的，依法追究刑事责任：

（一）未依法履行传染病疫情通报、报告或者公布职责，或者隐瞒、谎报、缓报传染病疫情的；

（二）发生或者可能发生传染病传播时未及时采取预防、控制措施的；

（三）未依法履行监督检查职责，或者发现违法行为不及时查处的；

（四）未及时调查、处理单位和个人对下级卫生行政部门不履行传染病防治职责的举报的；

（五）违反本法的其他失职、渎职行为。

第六十七条 县级以上人民政府有关部门未依照本法的规定履行传染病防治和保障职责的，由本级人民政府或者上级人民政府有关部门责令改正，通报批评；造成传染病传播、流行或者其他严重后果的，对负有责任的主管人员和其他直接责任人员，依法给予行政处分；构成犯罪的，依法追究刑事责任。

第六十八条 疾病预防控制机构违反本法规定，有下列情形之一的，由县级以上人民政府卫生行政部门责令限期改正，通报批评，给予警告；对负有责任的主管人员和其他直接责任人员，依法给予降级、撤职、开除的处分，并可以依法吊销有关责任人员的执业证书；构成犯罪的，依法追究刑事责任：

（一）未依法履行传染病监测职责的；

（二）未依法履行传染病疫情报告、通报职责，或者隐瞒、谎报、缓报传染病疫情的；

（三）未主动收集传染病疫情信息，或者对传染病疫情信息和疫情报告未及时进行分析、调查、核实的；

（四）发现传染病疫情时，未依据职责及时采取本法规定的措施的；

（五）故意泄露传染病患者、病原携带者、疑似传染病患者、密切接触者涉及个人隐私的有关信息、资料的。

第六十九条 医疗机构违反本法规定，有下列情形之一的，由县级以上人民政府卫生行政部门责令改正，通报批评，给予警告；造成传染病传播、流行或者其他严重后果的，对负有责任的主管人员和其他直接责任人员，依法给予降级、撤职、开除的处分，并可以依法吊销有关责任人员的执业证书；构成犯罪的，依法追究刑事责任：

（一）未按照规定承担本单位的传染病预防、控制工作、医院感染控制任务和责任区域内的传染病预防工作的；

（二）未按照规定报告传染病疫情，或者隐瞒、谎报、缓报传染病疫情的；

（三）发现传染病疫情时，未按照规定对传染病患者、疑似传染病患者提供医疗救护、现场救援、接诊、转诊的，或者拒绝接受转诊的；

（四）未按照规定对本单位内被传染病病原体污染的场所、物品以及医疗废物实施消毒或者无害化处置的；

（五）未按照规定对医疗器械进行消毒，或者对按照规定一次使用的医疗器具未予销毁，再次使用的；

（六）在医疗救治过程中未按照规定保管医学记录资料的；

（七）故意泄露传染病患者、病原携带者、疑似传染病患者、密切接触者涉及个人隐私的有关信息、资料的。

第七十条 采供血机构未按照规定报告传染病疫情，或者隐瞒、谎报、缓报传染病疫情，或者未执行国家有关规定，导致因输入血液引起经血液传播疾病发生的，由县级以上人民政府卫生行政部门责令改正，通报批评，给予警告；造成传染病传播、流行或者其他严重后果的，对负有责任的主管人员和其他直接责任人员，依法给予降级、撤职、开除的处分，并可以依法吊销采供血机构的执业许可证；构成犯罪的，依法追究刑事责任。非法采集血液或者组织他人出卖血液的，由县级以上人民政府卫生行政部门予以取缔，没收违法所得，可以并处十万元以下的罚款；构成犯罪的，依法追究刑事责任。

第七十一条 国境卫生检疫机关、动物防疫机构未依法履行传染病疫情通报职责的，由有关部门在各自职责范围内责令改正，通报批评；造成传染病传播、流行或者其他严重后果的，对负有责任的主管人员和其他直接责任人员，依法给予降级、撤职、开除的处分；构成犯罪的，依法追究刑事责任。

第七十二条 铁路、交通、民用航空经营单位未依照本法的规定优先运送处理传染病疫情的人员以及防治传染病的药品和医疗器械的，由有关部门责令限期改正，给予警告；造成严重后果的，对负有责任的主管人员和其他直接责任人员，依法给予降级、撤职、开除的处分。

第七十三条 违反本法规定，有下列情形之一，导致或者可能导致传染病传播、流行的，由县级以上人民政府卫生行政部门责令限期改正，没收违法所得，可以并处五万元以下的罚款；已取得许可证的，原发证部门可以依法暂扣或者吊销许可证；构成犯罪的，依法追究刑事责任：

（一）饮用水供水单位供应的饮用水不符合国家卫生标准和卫生规范的；

（二）涉及饮用水卫生安全的产品不符合国家卫生标准和卫生规范的；

（三）用于传染病防治的消毒产品不符合国家卫生标准和卫生规范的；

（四）出售、运输疫区中被传染病病原体污染或者可能被传染病病原体污染的物品，未进行消毒处理的；

（五）生物制品生产单位生产的血液制品不符合国家质量标准的。

第七十四条　违反本法规定，有下列情形之一的，由县级以上地方人民政府卫生行政部门责令改正，通报批评，给予警告，已取得许可证的，可以依法暂扣或者吊销许可证；造成传染病传播、流行以及其他严重后果的，对负有责任的主管人员和其他直接责任人员，依法给予降级、撤职、开除的处分，并可以依法吊销有关责任人员的执业证书；构成犯罪的，依法追究刑事责任：

（一）疾病预防控制机构、医疗机构和从事病原微生物实验的单位，不符合国家规定的条件和技术标准，对传染病病原体样本未按照规定进行严格管理，造成实验室感染和病原微生物扩散的；

（二）违反国家有关规定，采集、保藏、携带、运输和使用传染病菌种、毒种和传染病检测样本的；

（三）疾病预防控制机构、医疗机构未执行国家有关规定，导致因输入血液、使用血液制品引起经血液传播疾病发生的。

第七十五条 未经检疫出售、运输与人畜共患传染病有关的野生动物、家畜家禽的，由县级以上地方人民政府畜牧兽医行政部门责令停止违法行为，并依法给予行政处罚。

第七十六条 在国家确认的自然疫源地兴建水利、交通、旅游、能源等大型建设项目，未经卫生调查进行施工的，或者未按照疾病预防控制机构的意见采取必要的传染病预防、控制措施的，由县级以上人民政府卫生行政部门责令限期改正，给予警告，处五千元以上三万元以下的罚款；逾期不改正的，处三万元以上十万元以下的罚款，并可以提请有关人民政府依据职责权限，责令停建、关闭。

第七十七条 单位和个人违反本法规定，导致传染病传播、流行，给他人人身、财产造成损害的，应当依法承担民事责任。

第九章 附 则

第七十八条 本法中下列用语的含义：

（一）传染病患者、疑似传染病患者：指根据国务院卫生行政部门发布的《中华人民共和国传染病防治法规定管理的传染病诊断标准》，符合传染病患者和疑似传染病患者诊断标准的人。

（二）病原携带者：指感染病原体无临床症状但能排出病原体的人。

（三）流行病学调查：指对人群中疾病或者健康状况的分布及其决定因素进行调查研究，提出疾病预防控制措施及保健对策。

（四）疫点：指病原体从传染源向周围播散的范围较小或者单个疫源地。

（五）疫区：指传染病在人群中暴发、流行，其病原体向周围播散时所能波及的地区。

（六）人畜共患传染病：指人与脊椎动物共同罹患的传染病，如鼠疫、狂犬病、血吸虫病等。

（七）自然疫源地：指某些可引起人类传染病的病原体在自然界的野生动物中长期存在和循环的地区。

（八）病媒生物：指能够将病原体从人或者其他动物传播给人的生物，如蚊、蝇、蚤类等。

（九）医源性感染：指在医学服务中，因病原体传播引起的感染。

（十）医院感染：指住院患者在医院内获得的感染，包括在住院期间发生的感染和在医院内获得出院后发生的感染，但不包括入院前已开始或者入院时已处于潜伏期的感染。医院工作人员在医院内获得的感染也属医院感染。

（十一）实验室感染：指从事实验室工作时，因接触病原体所致的感染。

（十二）菌种、毒种：指可能引起本法规定的传染病发生的细菌菌种、病毒毒种。

（十三）消毒：指用化学、物理、生物的方法杀灭或者消除环境中的病原微生物。

（十四）疾病预防控制机构：指从事疾病预防控制活动的疾病预防控制中心以及与上述机构业务活动相同的单位。

（十五）医疗机构：指按照《医疗机构管理条例》取得医疗机构执业许可证，从事疾病诊断、治疗活动的机构。

第七十九条　传染病防治中有关食品、药品、血液、水、医疗废物和病原微生物的管理以及动物防疫和国境卫生检疫，本法未规定的，分别适用其他有关法律、行政法规的规定。

第八十条　本法自 2004 年 12 月 1 日起施行。

附录 B

各种肺炎的鉴别诊断

见附表 B－1。

附表 B－1　各种肺炎的鉴别诊断

	腺病毒肺炎	呼吸道合胞病毒肺炎	金葡菌肺炎	革兰阴性杆菌肺炎	支原体肺炎	衣原体肺炎	
病原及概述	腺病毒 55、3、7 型（与咽结合膜热病原相同）	最常见的病毒肺炎	肺组织出血性坏死，多发小脓肿形成	以流感嗜血杆菌和肺炎杆菌为多，伴有免疫缺陷，常见铜绿假单胞菌，新生儿易患大肠埃希菌肺炎	肺炎支原体	沙眼衣原体（CT）母婴垂直传播	肺炎衣原体（CP）
多发年龄	6 个月～2 岁	婴幼儿，尤其＜1 岁	新生儿，婴幼儿		学龄儿童及青年	多为 1～3 个月婴儿	学龄儿童

续表

	腺病毒肺炎	呼吸道合胞病毒肺炎	金葡菌肺炎	革兰阴性杆菌肺炎	支原体肺炎	衣原体肺炎	
一般病情	高热时间长，中毒症状重（面色苍白或发灰，嗜睡与烦躁交替），易合并心肌炎和多系统受累	轻症：发热和呼吸困难症状不明显；中、重症有明显的呼吸困难、喘憋、口唇发绀、鼻翼扇动及三凹征	中毒症状明显，甚至休克，并有多系统受累（肺脓肿，脓气胸，肺大疱，皮下气肿，败血症，脑膜炎等）	病情呈亚急性，但全身中毒症状明显	起病慢，咳嗽为突出症状，初为干咳，后转为顽固性剧咳，常有黏稠痰液，部分可有溶血性贫血、脑膜炎、格林-巴利征等肺外表现	起病慢。呼吸增快和具有特征性的明显的阵发性不连贯的咳嗽，一阵急促的咳嗽后继以一短促的吸气，但无百日咳样回声	咳嗽 1 ~ 2 周后上呼吸道感染症状逐渐消退，而咳嗽逐渐加重，并出现下呼吸道感染征象
体征	高热 3 ~ 7 天后体征方出现（啰音出现晚）；肝脾大，麻疹样皮疹	胸部听诊多有中、细湿啰音	肺部体征出现较早（中细湿啰音），发生脓胸、脓气胸和皮下气肿时有相应体征，可有荨麻疹或猩红热样皮疹等	湿啰音	多不明显，甚至全无。体征与剧咳及发热等临床表现不一致，为本病特点（症状及 X 线重，体征轻）	偶闻及干、湿啰音，甚至捻发音和哮鸣音	偶闻及干、湿啰音或哮鸣音

续表

	腺病毒肺炎	呼吸道合胞病毒肺炎	金葡菌肺炎	革兰阴性杆菌肺炎	支原体肺炎	衣原体肺炎	
X线所见	X线改变较肺部啰音出现早；大小不等的片状阴影或融合成大病灶，甚至累及整个大叶	两肺有小点片状、斑片状阴影。部分有肺气肿	小片状影，发展迅速，甚至数小时内可出现小脓肿、肺大疱或胸腔积液	肺炎杆菌可为肺段或大叶性致密实变阴影，其边缘往往膨胀凸出；铜绿假单胞菌肺炎显示结节状浸润阴影及细小脓肿，后可融合成大脓肿；流感嗜血杆菌肺炎可呈粟粒状阴影。但基本改变为支气管肺炎征象，或呈一叶或多叶节段性或大叶性炎症阴影，易见胸腔积液	特点为：①支气管肺炎；②间质性肺炎；③均匀一致的片状阴影（云雾状）；④肺门阴影增浓。上述可相互转化，有时一处消散，而另一处又出现新的病变，即游走性浸润。体征轻而X线改变明显（不一致）是其特点	双侧间质性或小片状浸润，双肺过度充气	肺炎病灶，多为单侧下叶浸润